GUILHERME SANTIAGO

MEDICINA EXCESSIVA

Suas **causas** e seus **impactos**

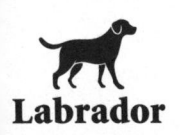

Labrador

© Guilherme Santiago Mendes, 2024
Todos os direitos desta edição reservados à Editora Labrador.

Coordenação editorial Pamela J. Oliveira
Assistência editorial Leticia Oliveira, Jaqueline Corrêa
Projeto gráfico e capa Amanda Chagas
Diagramação Nalu Rosa
Preparação de texto Vinícius E. Russi
Revisão Jacob Paes

Dados Internacionais de Catalogação na Publicação (CIP)
Jéssica de Oliveira Molinari - CRB-8/9852

Mendes, Guilherme Santiago
  Medicina excessiva : suas causas e seus impactos / Guilherme Santiago Mendes.
  São Paulo : Labrador, 2024.
  192 p.

  ISBN 978-65-5625-609-2

  1. Medicina – Filosofia 2. Medicina – História I. Título

24-2068   CDD 610.1

Índice para catálogo sistemático: 1. Medicina - Filosofia
2ª reimpressão – 2025

Labrador
Diretor-geral Daniel Pinsky
Rua Dr. José Elias, 520, sala 1
Alto da Lapa | 05083-030 | São Paulo | SP
contato@editoralabrador.com.br | (11) 3641-7446
editoralabrador.com.br

A reprodução de qualquer parte desta obra é ilegal e configura uma apropriação indevida dos direitos intelectuais e patrimoniais do autor. A editora não é responsável pelo conteúdo deste livro. O autor conhece os fatos narrados, pelos quais é responsável, assim como se responsabiliza pelos juízos emitidos.

Este livro, impregnado de idealismo e compromisso com a medicina, é dedicado àqueles que fazem da filosofia, mais do que um discurso, uma escolha de vida e uma opção existencial.

*"O que é demais nunca é o bastante.
Ninguém vê aonde chegamos?"*

RENATO MANFREDINI JR.

SUMÁRIO

Prefácio —————————————— 9
Introdução ————————————— 15
Primórdios ————————————— 21
Medicina medieval ————————— 25
Cortar para conhecer ———————— 29
O sangue circula —————————— 33
Seres humanos × microrganismos ——— 37
Medicina científica ————————— 41
O século XX ————————————— 45
A revolução tecnológica ——————— 49
Religião tecnocientífica ——————— 53
A transformação da medicina ———— 57
Tecnolatria e hipocondria social ——— 65

Excesso de diagnósticos e supervalorização do nada ——— 71

O dogma do diagnóstico precoce ——— 77

A falácia dos check-ups e a cultura do excesso ——— 93

Epidemia de iatrogenias ——— 101

Forma de remuneração ——— 115

Mercado da saúde ——— 119

Integridade da ciência ——— 127

Medicina defensiva ——— 137

Formação médica ——— 141

Movimentos de resistência ——— 149

Os idosos e as simplicidades virtuosas ——— 155

É proibido morrer ——— 163

Leituras de referência ——— 175

PREFÁCIO

Faço medicina há mais de cinquenta anos e, neste meio século, além de praticar a profissão todos os dias, aprendi, ensinei, pesquisei medicina, e testemunhei suas grandes transformações modernas.

Mas não é sobre o pedestal da experiência que me assento para apresentar o livro *Medicina Excessiva* do Guilherme Santiago. Mesmo porque, como disse Pedro Nava, a experiência é um farol voltado para trás e a memória é o espelho retrovisor de um veículo em alta velocidade numa noite tenebrosa.

Também este testemunho não é um atributo exclusivo de uma geração que sobreviveu. Devemos considerar que o jovem médico que termina hoje sua formação acadêmica, e que deverá exercer sua profissão por quatro ou mais décadas, verá transformações tão ou mais profundas na medicina que talvez nem consigamos suspeitar.

Mas, se a experiência é enganosa e o futuro é incerto, então por que este livro, com essas ideias? Por que "Pensar Medicina"? Por que "Medicina Excessiva"?

A medicina é uma profissão muito antiga, que sempre acompanhou e acompanhará a nossa história. Os médicos, profissionais desse amálgama de ciência, técnica e arte, tiveram que se moldar às transformações com habilidade, perseverança e, principalmente, com crença sincera na humanidade. Toda e qualquer medicina é a medicina de seu tempo, do seu momento histórico, fruto do seu desejo de cuidar.

Contudo, a ignorância foi e será a irmã gêmea da medicina. Constatar, reconhecer a ignorância da medicina e nossa própria, mas, apesar disso, exercê-la, não é um preceito de humildade, e sim de sabedoria e coragem. Como exemplo moderno, de que forma seria possível exercer uma especialidade médica sem a ignorância de um imenso cabedal de outras técnicas?

Então, como prosseguir essa jornada e enfrentar esse desafio? Existe um segredo para atravessar os tempos da medicina e da humanidade? A única solução é pensar a medicina, entender seu papel social e humano e preparar-se para essa árdua tarefa, lidando com sucessos e fracassos. Por exemplo, num passado recente defendemos, por rebeldia, a introdução de filosofia e abordagem da ignorância no currículo médico, como tentativa de suprir conhecimentos aos jovens. Não ganhamos aquela batalha.

A receita para enfrentar a ignorância pode ser simplista e banal, mas gostar de gente, gostar das pessoas e aprender a ouvir são ingredientes indispensáveis, porque essa prática sempre fustigará nossos limites de conhecimento. Por isso, saber escutar e entender o paciente, a pessoa que lhe solicita ajuda, é o papel fundamental da profissão, pilar da sua importância social e histórica.

A despersonalização na modernidade, a substituição da persona pela sua imagem, com pensamentos fluidos, descartáveis e uma ideologia aparentemente libertária como solução hipócrita, contaminou a profissão médica e quase a sepulta num excesso de tecnologias. Mas todos nós, esses seres despersonalizados da atual sociedade, ainda vivemos, pensamos, sofremos e, principalmente, falamos. Não apenas com nossas palavras, mas com pequenos gestos, sorrisos, olhares que jamais seriam captados pelas imagens midiáticas.

A inteligência artificial vai substituir com eficácia a prática médica processual, e tudo que puder ser digitalizado será inexoravelmente modificado. Porém, a medicina continuará a ser também analógica, praticada sob a teoria ondulatória, transmitida em ondas receptadas por outra pessoa, objeto de sua prática.

Daí o livro *Medicina Excessiva*, que olha e aponta não a solução mágica de resgate da profissão, mas, principalmente, por onde a profissão não deve caminhar. E isto é fundamental na clínica, como na vida: desfazer diagnósticos equivocados, impedir a execução de exames desnecessários que podem revelar apenas um oculto que não precisaria ser exposto, retirar medicamentos inúteis e deletérios, desfazer concepções desviantes; e, principalmente, incentivar o velho método da escuta e colocar a arte no mesmo passo da ciência e da técnica.

Como sou de uma geração taxada de revolucionária, ainda desejo que este livro e o Projeto Pensar Medicina possam ser agentes de uma rebeldia "santa" de combate contra os hipócritas que usurpam a tecnologia para desonrar a profissão em busca de lucros financeiros. Aqueles que, de forma insana, utilizam exames, imagens, medicamentos e procedimentos como panaceia e camuflagem da sua insegurança. Mas a semente está plantada, e o tempo proverá para a restauração da boa medicina.

Não podemos perder a perspectiva de renovação, sob o risco do escárnio. Por isso procuro sinais civilizatórios, símbolos de solução imaginados ou já propostos. Como na narrativa mitológica grega de Asclépio ou Esculápio, nominado deus da medicina, que resumo aqui.

Esculápio, filho de Apolo, é retirado pelo pai do ventre de sua mãe, Coronis, enquanto esta ardia na pira funerária, morta por Atena a pedido do próprio Apolo, motivado por ciúmes. Apolo entrega seu filho para Quíron, o centauro, que o ensina a arte de curar. Esculápio cuida e trata dos homens, adquirindo muita fama. Mas Atena o seduz e lhe dá duas tigelas com sangue da Hidra: uma delas dá a Esculápio o direito e o poder de matar sem remorso, e a outra, a capacidade de ressuscitar os mortos. O poderio de Esculápio se estende desmesuradamente. Hades, deus dos infernos, reclama com Zeus que havia um homem se fazendo de deus, impedindo que humanos chegassem ao seu reino e, além disso, recebendo suborno em ouro dos ressuscitados. Zeus não perdoa Esculápio e o mata com seu raio, porém os homens fazem sacrifícios e pedem que ele ressuscite Esculápio, porque ele também praticava o bem. Zeus atende, revive Esculápio, mas com uma advertência aos seus seguidores: caso aquelas práticas se repetissem, usaria a mesma sentença.

É para tentar evitar um novo castigo de Zeus que este livro foi escrito.

Davidson Pires de Lima
Mestre e doutor em medicina, ex-diretor do Hospital das Clínicas e chefe do Departamento de Clínica Médica da Faculdade de Medicina da Universidade Federal de Minas Gerias (UFMG), professor e preceptor aposentado de Clínica Médica e Endocrinologia na UFMG e no Instituto de Previdência dos Servidores do Estado de Minas Gerais (IPSEMG).

INTRODUÇÃO

Este livro, isento de qualquer conflito de interesse, é fruto de um projeto médico-filosófico criado em 2019, o Pensar Medicina. Naturalmente, é fruto também da observação atenta e de muitas reflexões amadurecidas ao longo de 33 anos de exercício da medicina, tanto no serviço público quanto no privado, tanto no hospital quanto no consultório; e de 27 anos de atividade no ensino médico, seja na residência e na graduação.

A discussão aqui proposta se inspira muito na filosofia, especialmente nas suas vertentes que cultivam o propósito de encontrar o equilíbrio pela "justa medida". Ainda na antiguidade, os gregos que buscavam sabedoria no Oráculo de Delfos encontravam inscrito no Templo de Apolo: "nada em excesso".

Tal como o projeto que o originou, o livro procura envolver o cerne da temática médica em uma teia que agrega história, filosofia e literatura, seja nas citações pontuais de autores instigantes e uma forma leve de escrever. Não é, portanto, um livro puramente técnico, embora tenha um conteúdo científico denso e embasado em referências consistentes, que são descritas no texto e listadas ao final. Assim, Machado de Assis diria que "o livro fica com todas as vantagens do método, sem a rigidez do método".

À primeira vista, a expressão "medicina excessiva" pode até parecer afrontosa, mas o desenrolar da argumentação vai mostrar o oposto: ao criticar o rumo irracional tomado pela medicina contemporânea, o intuito é ressaltar a medicina humanista, baseada em atenção ao paciente e com raízes éticas profundas. O objetivo é somar forças à trincheira de resistência contra o ataque poderoso que essa medicina vem sofrendo.

O célebre pensador inglês Aldous Huxley, que em 1932 escreveu o clássico da distopia *Admirável mundo novo*, já alertava: "A medicina avança tanto que logo estaremos todos enfermos".

Mas sempre houve idealistas na medicina, e são essas pessoas, cada vez mais diluídas em um universo pragmático e mercantil, as que ainda podem conter a degradação de uma profissão tão nobre.

Este não é um livro destinado apenas a leitores médicos, já que a boa medicina pressupõe cumplicidade com quem se beneficia dela, os pacientes. Nesse caso, cumplicidade significa médicos e pacientes agirem de forma racional, utilizando as ferramentas científicas sem idolatria, dando mais atenção à observação e ao raciocínio do que ao automatismo tecnicista.

Uma sociedade saudável precisa de medicina íntegra, por isso, cerrar fileiras para defender suas fronteiras é um ato digno e corajoso. Aos que se alistarem, bem-vindos ao MRH: Movimento da Resistência Hipocrática. Será uma luta dura e desigual, porque contraria interesses poderosos e conceitos arraigados, mas de que vale a vida sem um ideal?

GUILHERME SANTIAGO MENDES

"Vita brevis, ars longa"
"A vida é breve, a arte é longa"
(PRIMEIRO AFORISMO DE HIPÓCRATES)

Lectio brevis, cogitatio profunda
A leitura é breve, a reflexão profunda

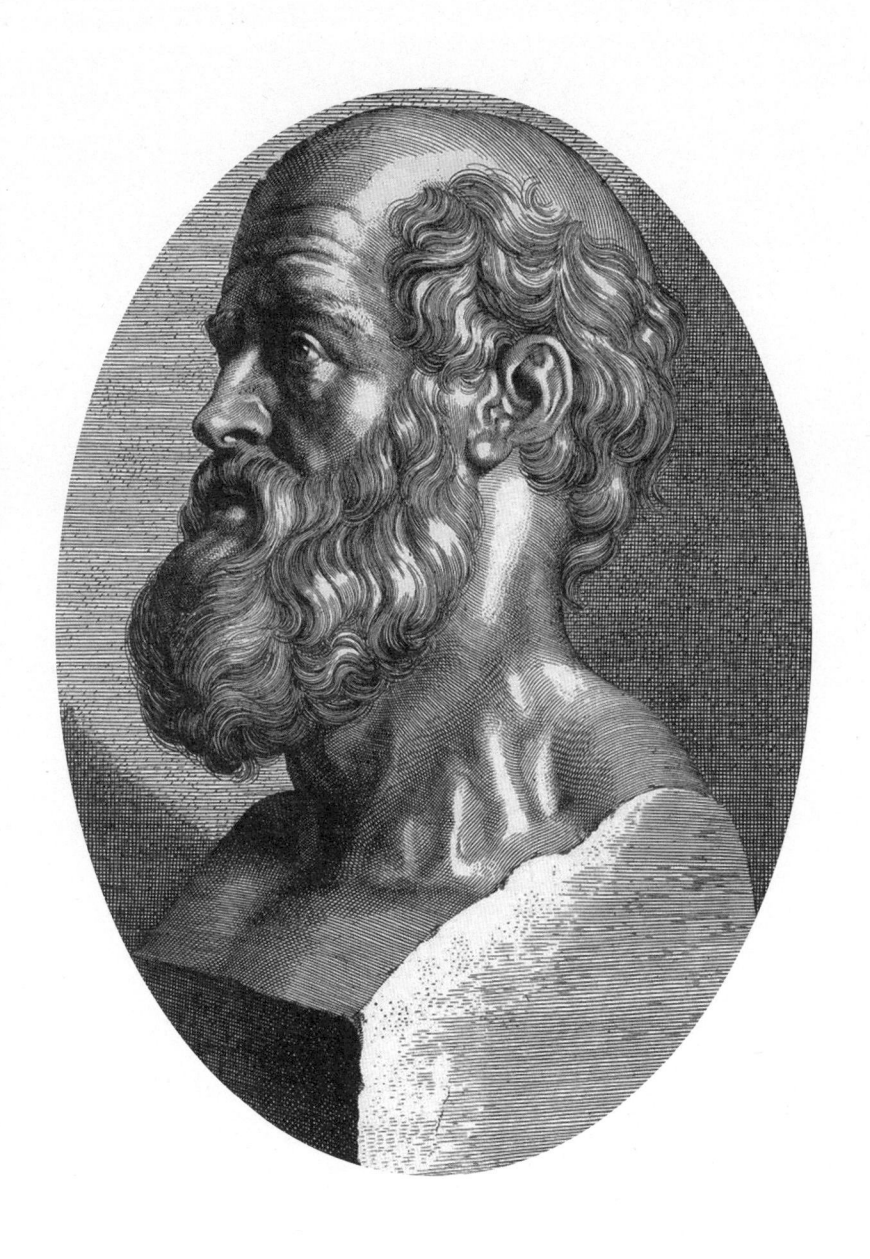

PRIMÓRDIOS

"Só as grandes paixões são capazes de grandes ações."

MEMÓRIAS PÓSTUMAS DE BRÁS CUBAS

Hipócrates não foi o primeiro, pois já havia prática médica na Grécia e em outras civilizações mais antigas, como a egípcia. Mas ele se tornou a grande referência porque, rejeitando magias e superstições, encaminhou a medicina ao rumo científico.

Isso se deu em um ambiente de admirável transformação cognitiva vivenciada pelo mundo grego a partir do sexto século a.C., com o florescimento da filosofia. Hipócrates era filho e neto de médicos, viveu entre 460 a.C. e 377 a.C. e exerceu sua arte na

Ilha de Cós, um dos principais centros de prática e ensino da medicina na Grécia. A escola de Cnido e a de Crotone eram também muito prestigiosas.

Até Hipócrates, a prática médica baseava-se nos ritos de Asclépio, que era o semideus da medicina, filho do deus Apolo e da mortal Coronis. Mas, no ambiente racional despertado pela filosofia, já não seria aceitável conduzir a medicina por caminhos puramente míticos. Assim, Hipócrates inaugurou uma forma de fazer medicina em que a superstição foi substituída pela observação sistematizada, a terapêutica incorporou uma base fisiopatológica, ainda que precária, e o exercício da profissão passou a ser regido por preceitos éticos rigorosos.

Seus discípulos foram muitos e, guiados pelo mestre, compuseram o formidável *Corpus Hippocraticum*, formado por um conjunto de 53 tratados, entre os quais "O Juramento", "Aforismos", "Tratado sobre os Ares, as Águas e os Lugares", "Prognóstico", "Sobre a Arte Médica" e "Tratado sobre as Epidemias".

A influência da filosofia nascente no pensamento hipocrático fica evidente na construção da Teoria dos Humores, segundo a qual a saúde decorreria do equilíbrio entre os quatro humores do organismo: o sangue, a fleuma, a bile amarela e a bile negra. Quatro eram os humores como quatro eram as estações do ano e os elementos naturais: água, terra, fogo e ar. Os primeiros filósofos dedicavam-se à observação metódica da natureza, procurando entender a origem da vida a partir desses elementos naturais. Tanto os "filósofos da natureza" quanto Hipócrates viam o ser humano como um fragmento de vida integrado ao planeta e ao fluxo universal.

Além de buscar o entendimento racional das doenças, Hipócrates destacava as particularidades de cada doente e a importância de respeitá-las: "doenças são iguais, doentes são diferentes". Foi o primeiro a valorizar as influências do ambiente e da forma de viver sobre a saúde das pessoas, descartando o adoecimento como mera punição divina.

As terapêuticas eram naturalmente muito limitadas, baseadas em sangrias, purgativos, eméticos e emplastos, sempre destinadas a restabelecer o equilíbrio dos humores orgânicos. É nesse ponto que se destaca um ensinamento fundamental de Hipócrates: certamente sabedor das suas limitações e disposto a respeitar a natureza de cada organismo, ele ressaltava o conceito essencial do **primum non nocere** (antes de tudo, o tratamento não pode causar dano).

Seiscentos anos depois, já em um mundo dominado pelo Império Romano, Cláudio Galeno sistematizou e aperfeiçoou a teoria dos humores, agregando-lhe algum conhecimento anatômico adquirido pela dissecação de animais vivos e pelas observações de gladiadores feridos, dos quais era médico. Ele alcançou grande prestígio em sua época e tornou-se médico particular do imperador Marco Aurélio. Galeno também registrou seu conhecimento em várias obras, entre elas *O melhor médico é também um filósofo*. Fato é que o conhecimento hipocrático-galênico atravessou mais de dois milênios como uma referência de proporção dogmática para a medicina.

MEDICINA MEDIEVAL

"Travessia perigosa, mas é da vida."

GRANDE SERTÃO: VEREDAS

Segundo a crença islâmica, Maomé foi proclamado "o último profeta do Deus de Abraão" quando recebeu do anjo Gabriel, no século VII, as palavras graníticas do Alcorão. A partir daí, a onda do islamismo, como um tsunami, cobriu a península Arábica, o Oriente Médio, o norte da África e a península Ibérica. O período compreendido entre os séculos VIII e XIII é conhecido como a era de ouro do islamismo.

Nessa fase, enquanto a Europa mergulhava na escuridão medieval, os sábios muçulmanos se reuniam na Casa da Sabedoria, em Bagdá, para traduzir as grandes obras da Antiguidade Clássica para o idioma árabe. Com essa base sólida e criatividade própria, tornaram-se o epicentro cultural da humanidade, produzindo núcleos geradores de conhecimento em vários pontos do império, como Cairo e Córdoba.

Na medicina, mais que assimilar os princípios de Hipócrates e Galeno, desenvolveram técnicas e conceitos genuínos. Incorporaram a cirurgia ao ensino médico e criaram hospitais públicos, os bimaristans, onde médicos tratavam os doentes e lecionavam aos seus alunos. O médico tinha uma formação erudita, com profundo estudo de leis e filosofia, mas, diferente do Ocidente, a formação prática era valorizada, e o hospital era muito mais do que um depósito de miseráveis cuidados por religiosos. Nos países ocidentais, só a partir do século XIX é que os hospitais se tornaram "lugar de médico" e a cirurgia foi incorporada ao ensino da medicina.

Por meio do Concílio de Tours, em 1163, a Igreja medieval proibiu formalmente ao médico o ensino e a prática de qualquer atividade cirúrgica: *a Igreja abomina o sangue*, esse era o mandamento. Assim, restava aos "barbeiros" incultos a tarefa de cortar pessoas a seco. Eram eles que, com suas lâminas, tratavam feridas, arrancavam membros gangrenados e reduziam fraturas.

A figura do barbeiro é apresentada de uma forma emocionante em *The Physician*, obra-prima de Noah Gordon, traduzida como *O físico*. Esse é um livro que não só médicos, mas todos os que têm apreço pela medicina deveriam ler. Ele narra a saga de Rob Cole, um jovem inglês aprendiz de barbeiro que resolve empreender uma jornada épica até a Pérsia para estudar medicina com os muçulmanos. É uma odisseia movida pelo ideal de ser um bom médico.

Vê-se que o modelo de "hospital escola" e a tradicional "corrida de leitos", tão comum no ensino dos internatos e das residências médicas, foram concebidos pelos muçulmanos um milênio antes do mundo ocidental, e, dentre tantos médicos brilhantes, um se destacou mais do que todos: o "príncipe dos médicos" Abu Ali ibn Sina, ou, para nós, **Avicena**.

Mais do que o "príncipe dos médicos", Avicena foi um polímata, homem de imensa cultura e um dos maiores filósofos da história islâmica. Nascido na Pérsia em 980 d.C., dizia que "a filosofia ensina sobre a mente e a alma, e um médico precisa disso como precisa de ar e alimento". Seus alunos "não deveriam temer que o estudo se tornasse parte deles e deveriam estudar com o fervor dos abençoados".

Escreveu mais de cem tratados, entre os quais *O Cânone da Medicina*, que, traduzido para o latim, revigorou os conceitos de Hipócrates e Galeno, tornando-se referência também para o ensino das primeiras escolas médicas ocidentais, surgidas em Salerno, na Itália, no final do século XI, e em Montpellier, na França, no início do século XIII. Seu pensamento filosófico agregou ao conhecimento grego um fundamento racional para sustentar a fé monoteísta, e, assim, juntamente com Aristóteles, Avicena influenciou grandes teólogos cristãos, como São Tomás de Aquino. Na sua obra magna, *Suma teológica*, Tomás de Aquino, que foi o grande inspirador da escolástica, citou Avicena mais de uma centena de vezes. A escolástica, fruto do domínio católico na Europa, foi o método de ensino dominante ao longo do medievo.

O Cânone da Medicina sistematizava todas as doenças conhecidas, a maneira de diagnosticá-las e tratá-las. No tempo em que o ritmo do conhecimento médico avançava devagar, a obra manteve-se por séculos como um "up to date" medieval.

Mas havia um aspecto comum e extremamente limitante ao progresso da medicina islâmica e cristã: a proibição de dissecar cadáveres. Profanar o corpo humano para estudo era passível de pena de morte, embora decapitações, eviscerações, esquartejamentos e amputações fossem atos corriqueiros nos tribunais religiosos. Entender profundamente a medicina e superar antigos dogmas só seria possível com o conhecimento da anatomia humana, e esse era um duro caminho a percorrer.

CORTAR PARA CONHECER

"Mas o sertão de repente se estremece debaixo da gente."

GRANDE SERTÃO: VEREDAS

Vem da cultura egípcia, em que medicina, magia e ocultismo se mesclavam, o primeiro registro de um "manual de anatomia", cerca de 3400 a.C. Na Grécia Antiga atribui-se a Alcmeón de Crotone, discípulo de Pitágoras, a primeira dissecação humana, cinco séculos a.C. Mas isso foi algo excepcional e, por séculos, a crença religiosa foi empecilho à dissecação humana. A manipulação de cadáveres com propósito de embalsamento só era permitida para alguns papas e santos, como santa Clara.

A partir do século XIII, passos importantes foram dados por algumas das mais antigas universidades do mundo: Frederico II, notório adversário dos papas, introduziu o ensino prático de anatomia na escola de Nápoles; e a escola de Bolonha produziu o livro-texto *Anathomia Mundini*, por Mondino de Liuzzi.

A palavra "universidade" tem sua origem no latim *universitas*, que significa "universalidade, conjunto, totalidade". Essa expressão surgiu na Idade Média para designar os grupos de estudantes e professores que se agregaram para formar centros de ensino independentes das ordens religiosas; sendo o primeiro deles em Bolonha, Itália, no século XI.

É verdade que desde a Antiguidade já existiam coletivos que eram referência para o estudo e a propagação do conhecimento racional, como a Academia de Platão, o Liceu de Aristóteles, a Estoa dos filósofos estoicos e, posteriormente, a magnífica Biblioteca de Alexandria.

No mundo islâmico, os centros de ensino superior eram conhecidos como madraças, que começaram a surgir a partir do século VII, a primeira delas em Kairouan, na Tunísia.

No Ocidente, ainda na Idade Média, outras universidades nasceram a partir do século XII, como as de Paris, Oxford, Cambridge e Salamanca. A primeira universidade de língua portuguesa foi a de Coimbra, criada no final do século XIII. As áreas de conhecimento exploradas se alargaram progressivamente, mas havia um eixo central baseado na filosofia e na teologia.

No Renascimento, o interesse de artistas como Michelangelo e Leonardo da Vinci pela anatomia humana foi um grande impulso para esse campo de estudos, e, em 1543, o médico belga Andreas Vesalius, professor da Universidade de Pádua, produziu uma das obras mais importantes da história da humanidade: o atlas de anatomia **De Humani Corporis Fabrica**, ricamente editado e ilustrado por artistas renascentistas. Uma verdadeira obra de arte!

Dissecando e estudando cadáveres de criminosos executados, Vesalius erigiu o marco da anatomia moderna e refutou grande parte das teorias de Galeno, inspiradas em modelos animais.

Foi também no famoso anfiteatro da Universidade de Pádua, já no século XVIII, que Giovanni Morgagni estabeleceu as bases da anatomia patológica e inspirou as sessões anatomoclínicas, essenciais para a construção do conhecimento sobre inúmeras doenças. Vasculhando seus mortos, o ser humano encontrou um caminho essencial para compreender melhor a si mesmo.

Uma das grandes mudanças acarretadas pela Revolução Francesa foi a inclusão do ensino de cirurgia nas faculdades: medicina e cirurgia, dois ramos da mesma ciência. Um dos idealizadores dessa reforma, que se tornou lei em 1803, foi o brilhante médico Joseph Guillotin, o mesmo que idealizou a guilhotina, que, aliás, surgiu com um objetivo humanitário, para evitar sofrimentos inúteis.

Adepto ferrenho do ideal revolucionário, Guillotin buscou também igualdade na punição dos delitos: "pela mesma pena, qualquer que seja o posto ou a classe social do condenado". Até então, as execuções eram distintas: decapitação com sabre para os nobres e com machado para os plebeus, forca para os ladrões, esquartejamento para os regicidas, e fogueira para os hereges. Os tempos são outros, a cirurgia já é robótica, mas a história atesta: a essência do cirurgião é uma lâmina!

O SANGUE CIRCULA

"O tempo caleja a sensibilidade e oblitera a memória das coisas."

MEMÓRIAS PÓSTUMAS DE BRÁS CUBAS

Esta teoria parece bizarra ao ser analisada por uma mente do século XXI:

> O sangue é produzido pelo fígado, com ingredientes que recebe do intestino. Dali ele é distribuído pelas veias aos outros órgãos, onde é consumido. Parte do sangue que chega ao coração se mistura com o

ar que vem do pulmão, trazido pelas veias pulmonares – sim, nessas veias circula ar. Essa mistura de ar e sangue é distribuída pelo coração ao organismo por meio de artérias – sim, o fígado distribui seu sangue pelas veias; e o coração, pelas artérias.

Mas foi essa teoria, de base hipocrático-galênica, que guiou a medicina até o século XVII, quando um sopro fundamental de conhecimento deu mais um impulso. Em 1628, o médico britânico William Harvey propôs que, na verdade, o sangue circula pelo corpo humano. A obra-prima **De Moto Cordis**, tratada com desdém por expoentes da época, afirmava que o coração é um músculo que funciona como uma bomba e o sangue que ele distribui pelas artérias retorna por meio das veias.

Harvey só não conseguiu entender como o sangue passava das artérias para as veias, e a existência da rede capilar sanguínea só veio a ser desvendada anos depois por Marcello Malpighi, valendo-se de uma nova descoberta revolucionária da época: o microscópio.

A história dessa invenção teve início com dois holandeses fabricantes de óculos, Hans e Zacharias Jansen, mas o desenvolvimento e a utilização científica do microscópio são atribuídos a outro holandês, Anton van Leeuwenhoek.

No início do século XVII, utilizando aparelhos de lente única, ele estudou materiais biológicos e conseguiu identificar glóbulos vermelhos no sangue humano, espermatozoides no sêmen animal, além do que ele chamou genericamente de "micróbios".

Na sequência, o inglês Robert Hooke aperfeiçoou o equipamento e cunhou o termo "célula", ao descrever o aspecto microscópico da casca de árvores, que lembrava "pequenas celas" vazias.

Estavam abertas as portas do microuniverso à medicina.

SERES HUMANOS × MICRORGANISMOS

"Só o medo da guerra é que vira valentia."

GRANDE SERTÃO: VEREDAS

Por três bilhões de anos, as únicas criaturas vivas na Terra eram seres unicelulares, especialmente as cianobactérias. Foram elas que, após uma série de mutações acidentais, evoluíram ao ponto de realizar fotossíntese e gerar oxigênio a partir da luz solar. Esse processo transformou a composição química da atmosfera e possibilitou o surgimento de criaturas com metabolismo mais complexo.

Em um planeta com cerca de quatro bilhões de anos, somente há míseros trezentos mil é que seres humanos começaram a escrever a sua história. É a ciência quem diz: as bactérias nos deram vida.

As primeiras civilizações humanas surgiram há menos de dez mil anos, na Mesopotâmia e no Egito. Humanos tinham vida curta, e um faraó egípcio dificilmente passava de trinta anos. Isso ocorria, em grande parte, porque seres humanos eram nocauteados facilmente por microrganismos, sobretudo bactérias. Aquelas que deram vida ao planeta, agora eram as "capitãs da morte".

No século XIV, a fragilidade da humanidade diante das bactérias foi escancarada pela terrível epidemia de peste bubônica, a Peste Negra.

O bacilo da peste era endêmico na Ásia Central e transmitido pela pulga do rato-preto. Vindos de lá, guerreiros mongóis cercaram a cidade de Caffa, que era uma possessão genovesa no mar Negro, mas não conseguiram tomá-la. Antes de partir, porém, catapultaram ratos e cadáveres pestilentos sobre os muros da cidade, para infectá-la. Livres do cerco, os genoveses encheram seus navios de especiarias para vender na Europa, mas, junto delas, estavam ratos, pulgas e bacilos. Em 1347, atracaram em Messina, no sul da Itália, e dali a peste se expandiu pela Europa, sem poupar país algum, dizimando pelo menos um terço da população, estimada em oitenta milhões de habitantes. A medicina pouco ou nada pôde fazer.

Só em 1894 Alexandre Yersin, médico do Instituto Pasteur, identificou a bactéria causadora da peste, que ganhou o seu nome: *Yersinia pestis*. Posteriormente, descobriu-se também que ela era transmitida graças aos ratos, por meio da pulga *Xenopsylla cheopis*, não pelos miasmas do ar nem pela fúria divina. Para se ter uma ideia, as sete milhões de mortes causadas pela covid-19 no mundo, tão impactantes em nossa memória, não representaram sequer 0,1% da população global. Essa breve comparação de proporções revela o quanto a evolução da medicina fez diferença na história da humanidade.

Os primórdios da vacina remontam ao século X, na China. Lá as pessoas ainda poupadas pela varíola tinham o hábito de retirar as cascas de ferida dos doentes, triturá-las e aspirá-las, pretendendo assim não adoecer.

Varíola, aliás, foi a maior assassina da humanidade. Nenhuma outra doença, nenhuma guerra, nenhum ditador matou mais do que ela. Múmias egípcias de quase 1200 a.C. já mostravam indícios da varíola. Durante mais de três milênios ela matou sem dó nem piedade e os que sobreviviam carregavam suas marcas para sempre. A varíola só foi declarada erradicada do planeta pela Organização Mundial de Saúde (OMS) no dia 8 de maio de 1980, e, não por acaso, a primeira vacina da história foi contra ela.

No fim do século XVIII, o médico britânico Edward Jenner observou que ordenhadores de leite desenvolviam nas mãos a forma bovina da varíola, mais branda, mas não eram acometidos pela forma humana, muito mais grave.

A partir disso ele teve a ideia de coletar secreções das feridas das mãos dos ordenhadores e as inoculou em uma criança. Ela desenvolveu a forma branda da doença e, posteriormente, ao ser inoculada com secreção de varíola humana, não adoeceu.

Naturalmente essa ideia gerou muita repulsa, mas ele prosseguiu com seu experimento, inoculou outras crianças, inclusive o próprio filho, e em 1798 apresentou seus estudos ao Royal College de Londres. Era uma atitude artesanal, de pequena escala, naturalmente com pouco impacto para a saúde pública naquele momento, mas definitivamente marcante para a evolução que viria a seguir.

MEDICINA CIENTÍFICA

*"Um medicamento sublime,
destinado a aliviar nossa
melancólica humanidade."*

MEMÓRIAS PÓSTUMAS DE BRÁS CUBAS

Depois que as luzes do Renascimento colocaram fim ao obscurantismo medieval, a humanidade deu mais um salto cognitivo quando Copérnico, Galileu, Kepler e Newton construíram um conhecimento que transformou a astronomia e a física. Descartes propôs o racionalismo matemático; e ali, no século XVII, nascia a ciência tal como concebida hoje, fruto não só de observação, mas de experimentação com método.

O Iluminismo do século XVIII propagou o ideal científico e gerou notável progresso ao longo do século XIX na física, na química e na engenharia. A medicina, no entanto, resistiu à ciência, manteve-se fiel às teorias hipocrático-galênicas e, por consequência, caiu em descrédito. Resumindo esse sentimento, o médico, escritor e poeta Oliver W. Holmes, professor reformista de Harvard, afirmou que naquele momento, "se todo conhecimento médico fosse atirado ao fundo do oceano, seria ótimo para a humanidade e péssimo para os peixes".

Certamente, os grandes mestres da medicina, Hipócrates e Galeno, jamais se contentariam com conceitos estáticos. Com a mente e a atitude científica que os notabilizou, seriam os primeiros a estimular a evolução do conhecimento e nunca pretenderiam ver sua obra tratada como dogma. A construção do conhecimento científico é uma empreitada sem perspectiva de conclusão e evoluir é o verbo definidor da ciência.

Mas eis que uma nova revolução se anunciava. Esse momento luminar da medicina ocorreu na segunda metade do século XIX e deveu-se muito à genialidade e à obstinação de pesquisadores como Louis Pasteur, na França, e Robert Koch, na Alemanha. Por obra dessas figuras lendárias e de seus discípulos, criou-se a revolucionária teoria dos germes, segundo a qual as doenças seriam fruto não do desequilíbrio entre os humores do organismo, mas de sua invasão por micróbios.

Pouco antes deles, Virchow abrira o campo da patologia celular, ampliando os conhecimentos erigidos por Morgagni; e Claude Bernard revolucionara a fisiologia. Rompia-se um conceito milenar e admitia-se, finalmente, a experimentação científica como instrumento gerador de conhecimento médico.

Isolaram-se bactérias, definiram-se as patogenias de muitas doenças, ampliaram-se os conceitos de anatomia, surgiu a anestesia com éter, estabeleceram-se novas técnicas cirúrgicas. O médico britânico Lister disseminou o conceito da desinfecção do campo operatório, o francês Laennec criou o estetoscópico, o alemão Conrad, o raio X e o microscópio tornou-se ferramenta oficial dos laboratórios de pesquisa. As vacinas revolucionaram a saúde pública e, pela primeira vez, uma doença infecciosa, a difteria, foi curada com um soro específico.

Nos Estados Unidos, surgiu a revolucionária Universidade Johns Hopkins, marco da medicina científica, berço dos "quatro grandes": Welch, Osler, Halsted e Kelly. Esse foi um dos impulsos essenciais para que a medicina estadunidense, antes precária, se tornasse protagonista no mundo. Para isso, também foram fundamentais os financiamentos à pesquisa concedidos pelos recém-criados Institutos Carnegie e Rockfeller.

A onda de conhecimentos do final do século XIX representou um momento emocionante na medicina, inaugurando um novo cenário: medicina e ciência agora caminhavam juntas.

O SÉCULO XX

"O sonho é uma fresta do espírito."

MEMÓRIAS PÓSTUMAS DE BRÁS CUBAS

Mal viera ao mundo, a medicina científica já foi frontalmente desafiada pela natureza: a gripe espanhola dizimou mais de cinquenta milhões de vidas planeta afora, e uma empreitada enorme foi montada à procura daquele microrganismo assassino. Quase duas décadas depois é que foi possível estabelecer o vírus H1N1 como culpado. Evoluir é sempre um ato de perseverança.

Entre uma guerra e outra, entre um genocídio e outro, o século XX assistiu a evoluções notáveis da medicina, e talvez a mais impactante delas tenha sido a descoberta do antibiótico, que valeu a Fleming, Florey e Chain o prêmio Nobel de 1945.

A casualidade dessa descoberta demonstra como a observação atenta é determinante para uma inspiração científica: ao voltar de férias, em 1928, o bacteriologista Alexander Fleming, do Hospital Sainte Mary's, de Londres, percebeu que algumas placas de cultura de estafilococos estavam emboloradas e, nas áreas onde o bolor cresceu, as bactérias haviam desaparecido. Ele então resolveu colher e cultivar aquele bolor e descobriu o fungo *Penicillium*, que tinha o poder de destruir colônias de diversas bactérias: além de estafilococos, estreptococos, pneumococos, meningococos e gonococos. Em um primeiro momento, parecia apenas a descoberta de um novo antisséptico de ação local e foi só mais de uma década depois, durante a Segunda Guerra Mundial, que Howard Florey e Ernest Chain, com financiamento da Fundação Rockfeller, atestaram o efeito da penicilina em animais experimentais, viabilizando sua produção em escala industrial nos Estados Unidos para aplicação em seres humanos, notadamente os feridos de guerra.

É inegável admitir que o absurdo das grandes guerras mundiais gerou muito estímulo às pesquisas científicas e promoveu o avanço da medicina em várias áreas, muito além da antibioticoterapia:

- aprimoramento de técnicas cirúrgicas, especialmente em ambiente de emergência;

- desenvolvimento das hemotransfusões, técnicas para armazenamento de sangue e caracterização de grupos sanguíneos;
- surgimento do conceito da medicina de reabilitação, incluindo fisioterapia, fabricação de próteses e órteses;
- evolução da radiologia, com criação de equipamentos mais leves e sofisticados;
- avanços nas definições e na capacidade de tratamento das doenças mentais, especialmente do estresse pós-traumático.

Outro prêmio Nobel, o de 1962, foi destinado a dois cientistas revolucionários, Watson e Crick, que, descobrindo a dupla hélice do DNA, estabeleceram um novo patamar para a medicina: a biologia molecular.

Essas conquistas — notadamente as vacinas e os antibióticos —, associadas à melhoria dos conceitos de higiene e das técnicas cirúrgicas de doenças mais prevalentes, permitiram que grande parte do planeta assistisse a um expressivo aumento da expectativa de vida a partir dos anos 1950. No Brasil, segundo o IBGE, ela passou de 48 anos, em média, para em torno de 75 anos em 2022.

A palavra "higiene" provém de *Hygieia* (ou *Higeia*, ou *Hígia*), que era uma divindade grega, filha de Asclépio, o deus da medicina. O culto a Hygieia cresceu a partir do fim do século V a.C., depois que Atenas foi derrotada por Esparta e as condições de vida de sua população declinaram. Foi nesse cenário de penúria que os antigos gregos assumiram a saúde como o maior de todos os bens do ser humano, e a valorização dos conceitos higiênicos foi base para a medicina hipocrática.

Não raro, a história demonstra que grandes conquistas emergem em cenários de dificuldade, mas é mais provável encontrar a virtude quando o ambiente é de equilíbrio. Carência e excesso são siameses que desvirtuam o propósito de bem viver.

A REVOLUÇÃO TECNOLÓGICA

"Cada estação da vida é uma edição que corrige a anterior e que será corrigida também até a edição definitiva, que o editor dará de graça aos vermes."

MEMÓRIAS PÓSTUMAS DE BRÁS CUBAS

O segundo milênio depois de Cristo abriu para a humanidade as portas de um mundo submetido à soberania da tecnologia, e a medicina logo se inseriu no centro dessa nova utopia, agora não social, mas tecnocientífica.

Para normatizar o exponencial crescimento da produção científica, desenvolveu-se o paradigma da Medicina Baseada em Evidências (MBE), que passou a ser ferramenta essencial para orientação da prática médica.

Do ponto de vista histórico, as raízes da MBE remontam à implantação do Sistema Nacional de Saúde da Inglaterra, tendo como patrono o médico escocês Archibald Cochrane, pioneiro da epidemiologia clínica e da microeconomia da saúde. Tal como a conhecemos hoje, a MBE estruturou-se no Canadá, ao longo da década de 1990, com a finalidade de agregar mais ciência à prática médica e melhorar o nível de cuidados com a saúde. A partir do novo milênio, a MBE conquistou abrangência mundial e tornou-se referência para o exercício da medicina.

O problema é que, a despeito do seu valor indiscutível, a interpretação literal do conceito de MBE acabou por produzir um ambiente excessivamente tecnicista e autômato, que subestima os amplos limites do universo médico. A medicina baseia-se em muito mais do que evidências, e a MBE, que é meio, e não fim, é uma das ferramentas essenciais, dentre outras, para exercê-la bem.

Medicina não é pura ciência. É certo que ela se utiliza da ciência para evoluir e gerar conhecimento racional, mas a sua essência implica lidar com subjetividades que escapam ao ritual científico, afinal, envolve pessoas, emoções e as circunstâncias mais diversas e complexas. É nesse momento que entra a medicina que é arte, aquela que agrega psicologia, comunicação, sensibilidade e até saberes intuitivos.

A medicina é também um campo no qual filosofia e ciência não se antagonizam, mas se integram. Ao passo que a filosofia se baseia na observação para gerar argumentos, a ciência baseia-se em experimentação, com método sistematizado, para gerar conhecimento. Mas a ciência não prescinde da observação atenta, porque é dela que emerge uma hipótese a ser desenvolvida e testada.

A capacidade de observação é também um predicado fundamental da medicina, e saber se orientar pelos sinais e sintomas que o organismo manifesta continua sendo prerrogativa do bom médico, afinal, por mais de dois milênios, esse foi o guia essencial da profissão.

A *empiria* na medicina, caracterizada como o ganho de conhecimento a partir da vivência clínica e cirúrgica, continua fazendo da experiência um diferencial. É interessante observar como esse conceito de empiria foi depreciado nos últimos tempos pela ilusão de que basta ter a informação técnica em mãos. Mas compreender a linguagem visceral e suas conexões, por meio da *semiologia,* é uma capacidade determinante para orientar um raciocínio clínico limpo e mais efetivo.

O estômago resmunga; a vesícula grita; o pâncreas berra; o baço é casmurro; o pulmão é fleumático; o cérebro, inquieto; e o fígado, um estoico que sofre calado... A verdadeira semiologia, muito mais do que decoreba de epônimos, é uma viagem sensorial pelo organismo humano.

Segundo William Osler, um pensador clínico histórico, "medicina é a arte das incertezas e a ciência das probabilidades". Evidências científicas permitem estimar probabilidades, mas a base do pensamento científico é, e sempre será, o raciocínio, seja indutivo ou dedutivo, por vezes, contraintuitivo.

Paradoxalmente, apesar do extraordinário aumento do volume de conhecimento, vive-se hoje um estado de maior insegurança e menor satisfação com a saúde, gerados pela ilusão de que uma ciência onipotente é capaz de eliminar riscos, prever o imprevisível e evitar o inevitável.

RELIGIÃO TECNOCIENTÍFICA

"Deus é paciência. O contrário é o diabo."

GRANDE SERTÃO: VEREDAS

A ciência nasceu com o propósito de enfrentar dogmas religiosos e, para alguns, ela até "mataria Deus". Curioso foi perceber que o discurso científico, ele próprio, tornou-se cada vez mais dogmático: *não creio em Deus, creio na ciência*. Assim proclamado, com o sectarismo dos radicais, acaba se apresentando como fé cega, que desconsidera os muitos vieses e inconsistências aos quais a produção científica é submetida. Essa forma de ateísmo militante, que contrapõe ciência e espiritualidade, foi impulsionada por duas grandes correntes filosóficas consolidadas no século XX: o marxismo e o existencialismo.

Na construção do pensamento humano, o materialismo não era novidade: filósofos atomistas, estoicos e empiristas pouco se importavam com metafísica, embora não rejeitassem a existência de Deus. Já os iluministas mais radicais do século XVIII fizeram explodir o ódio antirreligioso, que teve seu ápice na Revolução Francesa. Aliás, muito se fala sobre as interdições da Igreja Católica ao trabalho de Galileu, mas pouco se diz sobre a execução na guilhotina do formidável químico Antoine Lavoisier: "a revolução não precisa de cientistas!". Assim como há o ódio religioso, há também o ódio ideológico; e não se espera que a ciência aja da mesma maneira que seus algozes históricos.

Por outro lado, filósofos essenciais como Pitágoras, Platão, Aristóteles e até o ícone do racionalismo, Descartes, propunham que o desenvolvimento intelectual e a evolução da razão sustentavam a existência de uma força universal superior. A fé em Deus, aliás, não foi impedimento para que os cristãos Galileu, Kepler e Newton fizessem a Revolução Científica.

Mas os materialistas do nosso tempo decretaram que ciência e espiritualidade são incompatíveis e que a fé não passa de uma muleta para os mais fracos. Certamente isso é fruto de um conceito muito primário do que vem a ser fé. Sim, ela pode ser racional e não necessariamente religiosa.

Em seu livro *O caldeirão azul*, o físico Marcelo Gleiser, professor da Universidade de Dartmouth e vencedor do prêmio Templeton 2019, concedido aos que aliam ciência e espiritualidade em seu trabalho, pondera que

> a ciência, se vista como expressão da razão humana, espalha-se por todos os cantos do conhecimento de forma magnífica. Mas seu alcance não é ilimitado. Existe outra dimensão da fé, separada dos rituais tribais e da religião organizada, que dá expressão a uma necessidade primária que temos de comunhão com o desconhecido. Este é o aspecto mais universal da necessidade humana de crer, que transcende divisões arbitrárias da fé criadas no decorrer da história.

Mas a história é pródiga em demonstrar que, em algum momento, toda utopia acaba colidindo com o muro concreto da realidade.

A ciência arrogante, que trata com desdém qualquer saber que não tenha passado pelo crivo do método científico, mostra-se insuficiente para atender a todas as demandas existenciais do ser humano.

Desprezar saberes milenares, como a medicina tradicional chinesa e a acupuntura, e desconsiderar o quanto muitas pessoas se beneficiam da psicologia e da psicanálise são atitudes grandemente prepotentes. A menos que os militantes sectários da ciência pretendam apagar da história todo o conhecimento edificado até a concepção do método científico, aliás, algo muito recente do ponto de vista histórico. Que arrogância!

A mente habita uma região fronteiriça entre o campo morfológico, do cérebro, e o metafísico, da alma. Adentrar esse território metafísico é uma aspiração de boa parte da humanidade, insatisfeita com o que o universo puramente materialista e experimentável que a ciência tem a oferecer.

Karl Popper, filósofo austríaco, foi o idealizador do racionalismo crítico, sistema filosófico que se tornou paradigma para a ciência moderna e estabeleceu que todo conhecimento científico é provisório, refutável e corrigível. Esse é o conceito da "falseabilidade", que deve ser garantido pelo método científico.

Por mais angustiante que seja para médicos e pacientes, a incerteza há de sempre existir e é ela quem move a ciência, que, pela sua essência, é míope, curiosa, humilde e não admite verdades absolutas. Caminhos prontos não há e não haverá.

A TRANSFORMAÇÃO DA MEDICINA

"Só quando se tem rio fundo ou cava de buraco, é que a gente por riba põe a ponte."

GRANDE SERTÃO: VEREDAS

Eu comecei meu curso de medicina no início de 1985, na Universidade Federal de Minas Gerais (UFMG), e me formei no final de 1990. Portanto, faço parte de uma geração de transição que viveu mais de três décadas no "mundo antigo" e vive há pelo menos duas décadas no "mundo novo". É óbvio que o divisor de águas entre esses dois mundos foi a revolução tecnológica, especialmente seu produto mais impactante, a **internet**. Certamente, nenhuma das outras grandes revoluções da história produziu um efeito tão profundo e em tão pouco tempo sobre o modo de ser e de existir dos seres humanos.

No mundo antigo havia uma "medicina antiga", feita por médicos devotados e sujeitos de devoção, quase divindades: eram as grandes eminências. Sim, aquela era uma "medicina baseada em eminências". O estudante que quisesse aprender medicina precisava beber daquelas fontes de sabedoria: as eminências eram as referências, e seus tratados e livros-texto eram nossas grandes fontes de estudo. As relações humanas eram distintas, havia menos gente a ser cuidada, o ambiente era mais simplório, e o tempo andava mais devagar. Recursos tecnológicos eram mínimos, e a semiologia tinha grande valor. Era melhor aquela medicina?

No mundo novo, a "medicina nova" trabalha com informações infinitas, estatísticas, sofisticação, imagens, robótica, inteligência artificial, *guidelines*, investidores... Aquela medicina baseada em eminências agora baseia-se em evidências científicas, e a figura clássica dos antigos mestres foi substituída por um punhado de aplicativos. Há mais gente a ser cuidada, o tempo é acelerado e os médicos foram trazidos do seu pedestal para encarar uma dura realidade. É melhor esta medicina?

O encanto da forma depende da forma de olhar. O que é espanto para alguns é luz para outros. A luz que para alguns ilumina o que antes eram trevas para outros é ofuscação, que pode até cegar.

Indiferente a impressões e emoções, o pêndulo da história se move em busca de equilíbrio. Fato é que a medicina se transformou, e a maneira de praticá-la e ensiná-la também precisou mudar.

Em seu livro *A arte perdida de curar*, Bernard Lown, um notável cardiologista estadunidense de origem lituana, ressalta que a medicina jamais teve a capacidade de fazer tanto pelo ser humano como hoje. No entanto, as pessoas nunca estiveram tão desencantadas com seus médicos; e isso ocorre porque a maioria deles perdeu a capacidade da "arte de curar", que vai além do ritual de fazer diagnósticos e mobilizar recursos tecnológicos. A chave dessa arte perdida está na humanização da relação médico-paciente, um problema crítico, especialmente da medicina norte-americana. Lown foi o inventor do desfibrilador cardíaco e recebeu o prêmio Nobel da Paz em 1985 por seu trabalho em parceria com médicos soviéticos no International Physicians for the Prevention of Nuclear War. Segundo ele, na medicina é preciso que arte e ciência caminhem juntas e que o médico seja capaz de prospectar o corpo e a alma do seu paciente.

Uma transformação notável ocorrida ao longo de muitos séculos foi o papel do hospital para a medicina.

No mundo ocidental, os precursores dos hospitais, no século VI, eram albergues anexos às igrejas, destinados a acolher peregrinos. Daí a origem etimológica do termo, que vem do latim *hostis*: lugar onde acolhem-se estrangeiros.

Com o crescimento da população e da pobreza urbana ao longo da Idade Média, essas instituições foram ampliadas, especialmente a partir do século XII, com recursos dos dízimos das Cruzadas. Passaram a ser recolhidos os pedintes miseráveis, cuja convivência social representava risco à burguesia de então, porém não eram aceitos os que apresentavam supostas doenças infecciosas, como os "pestilentos" e os acometidos do "grande mal" (epilepsia).

Os cuidadores eram clérigos, que tinham um embrião da cultura médica. Ao longo do tempo, os hospitais passaram a acolher "alienados" e a funcionar como verdadeiros cárceres.

Nesses "hospitais" praticava-se caridade, não assistência médica. O que menos havia eram médicos e medicina. Os médicos só começaram a se aproximar dos hospitais a partir do fim do século XVIII, e a Revolução Francesa teve grande papel nisso.

Em 1789, nos seus primórdios, acreditou-se que a revolução daria fim à miséria, consequentemente às doenças e aos hospitais. Movidos pelo ódio anticlerical e pelo pretexto da igualdade e da liberdade de todas as profissões, os revolucionários expulsaram religiosas dos hospitais e determinaram que charlatães de toda espécie pudessem atuar como médicos.

Naturalmente, a realidade engoliu essa ideologia radical, e em 1795 o ensino médico voltou a ser oferecido nas faculdades, com um novo propósito: "ler menos, ver e fazer mais". Restava o desafio de trazer os médicos formados aos hospitais.

Coube a Napoleão Bonaparte, o primeiro cônsul, instituir por decreto os internatos hospitalares em 1802, através de seleção por concursos públicos. Realizadas pelas próprias unidades hospitalares, essas seleções conseguiram atrair a elite dos futuros clínicos e transformaram a realidade: depois de mais de doze séculos, o protagonismo hospitalar passava dos religiosos aos médicos. Acredite: a Residência Médica foi mais uma conquista napoleônica.

No século XXI, os hospitais cumprem um papel primordial na estrutura do sistema de saúde e agregam profissionais de grande capacidade. Além dos médicos, há enfermeiros, fisioterapeutas, nutricionistas, fonoaudiólogos, assistentes sociais, terapeutas ocupacionais, psicólogos, odontólogos. São instituições cada vez maiores, mais sobrecarregadas, difíceis de gerir e plenas de pacientes com os mais variados sofrimentos, agudos ou crônicos. Mais e mais, os leitos hospitalares são ocupados por corpos muito degradados e organismos existencialmente inviáveis; nem sempre pelo natural envelhecimento, mas por uma forma de viver descompromissada com a saúde. São as vítimas da peste contemporânea: o excesso. Excesso de bebida, de comida, de cigarro, de peso, de vícios de toda ordem. De modo irracional, muitas pessoas agem como canibais de si mesmos.

Esse comportamento é fruto da ilusão de encontrar prazer na abundância, nunca no comedimento.

E também na crença de que haverá sempre alguém a postos para restaurar a saúde caso ela falte, afinal, isso é um direito.

Mas há aqui uma distorção: mais do que direito, saúde é dever. Dever do estado, sim, de prover um ambiente saudável e oferecer condições dignas de tratamento aos adoecidos, mas, essencialmente, dever individual – compromisso com a própria existência.

A medicina dedicada a cuidar de doenças nos hospitais é essencial e muitas vezes decisiva em situações de urgências e emergências variadas, além de traumas diversos. Durante a pandemia de covid-19, a exaltação dos profissionais de saúde que dedicam a sua vida ao trabalho hospitalar foi um reconhecimento honroso e tardio a tanta gente anônima que se doa por profissões cuja essência é cuidar de pessoas fragilizadas.

Mas a estruturação do sistema de saúde em torno dos hospitais tem seu lado negativo, porque muitas vezes o que é possível fazer lá é enxugar gelo e postergar um derretimento inevitável. Hoje, hospitais são cada vez mais unidades de protelação da morte.

Um outro aspecto que merece ser ressaltado é o quanto o hospital tem se tornado um local inseguro. Mesmo que os pacientes sejam acolhidos, cuidados e se sintam protegidos, o ambiente cada vez mais intervencionista da medicina representa um risco, já que qualquer intervenção pode acarretar complicações. Especialmente nos prontos atendimentos, essa insegurança é notória.

Os sistemas de saúde mais justos, equânimes e efetivos do mundo dedicam grande parte dos seus investimentos a cuidados básicos de saúde, medicina de família e políticas preventivas verdadeiras. Assim como para as pessoas, o fundamental para esses sistemas é fazer o simples bem feito, mas sem abrir mão de uma estrutura capaz de enfrentar as complexidades maiores.

O nosso Sistema Único de Saúde (SUS), mesmo com suas limitações, está entre os maiores do mundo. Ele disponibiliza gratuitamente para a população desde atendimento de saúde primário até transplante de órgãos, mas sua imensa amplitude torna a gestão muito complexa. Conforme a Numbeo (www.numbeo.com), uma conhecida base mundial de dados colaborativos entre países e cidades, o sistema de saúde do Brasil está posicionado em 63º lugar entre os 94 países ranqueados. Coreia do Sul, Japão, Holanda, França, Dinamarca e Espanha estão entre os primeiros.

TECNOLATRIA E HIPOCONDRIA SOCIAL

"A hipocondria, essa flor amarela, solitária e mórbida, de cheiro inebriante e sutil."

MEMÓRIAS PÓSTUMAS DE BRÁS CUBAS

Tecnolatria é um termo criado pelo intelectual estadunidense Neil Postman, autor do livro *Technopoly: The Surrender of Culture to Technology (Tecnopólis: a rendição da cultura à tecnologia)*, no qual ele aborda a submissão da cultura contemporânea ao imperativo tecnológico.

Superar as incertezas da vida, afastar riscos e controlar o futuro são as expectativas que impulsionam essa adoração religiosa e acrítica à tecnologia. Também a nutrir esse comportamento pouco racional, encontra-se a ideia cada vez mais concreta da "amortalidade". Por esse conceito, a morte não será abolida, afinal, ela poderá ser acidental, mas o processo de envelhecimento será contido por uma série de intervenções biológicas e genéticas, permitindo ao ser humano uma vida muito mais longeva, quase infinita...

O historiador e pensador contemporâneo Yuval Harari, autor dos clássicos *Sapiens* e *Homo Deus*, defende que houve uma mudança radical nos imperativos da humanidade que habita este planeta. Antes, existir pressupunha enfrentar a guerra, a fome e a peste. Agora, o ser humano se move pela busca da felicidade química, caracterizada por estímulos sensoriais intensos e permanentes, pela ideia da amortalidade e pela perspectiva da divindade, que se traduz pela criação de uma espécie *pós-Homo sapiens* caracterizada por organismos geneticamente transformados, com acessórios inorgânicos incorporados e comandados por inteligência artificial. Alguns propõem chamar essa nova espécie de *Homo cybersapiens* ou *Homo ciberneticus*. Essa "evolução" seria o corolário do pensamento transumanista.

É inegável que o potencial atual de diagnóstico e terapêutica da genética abre uma nova perspectiva para a humanidade, mas a história está aí para mostrar que o avanço da ciência nem sempre é acompanhado da evolução moral. Eticamente, adentra-se um terreno movediço.

Ademais, supervalorizar intervenções gênicas com o propósito de eliminar doenças futuras seria desprezar a influência que o meio ambiente e o modo de viver têm sobre o adoecimento das pessoas. Influência, aliás, cada vez mais evidente. Exemplo disso é a recente redução da expectativa de vida da população estadunidense. Segundo o site *Our World in Data*, o país de maior renda *per capita*, que tem mais acesso à tecnologia e que gasta mais do que o mundo todo com o sistema de saúde não consegue aplacar a explosão de doenças de forte influência ambiental, como a obesidade e a drogadição.

A tecnologia foi transformadora para a medicina contemporânea. As possibilidades de diagnóstico se ampliaram rapidamente pelo desenvolvimento acelerado de testes laboratoriais e exames de imagem. Novos equipamentos e medicamentos revolucionaram a propedêutica e a terapêutica. A cirurgia assimilou o propósito de ser "minimamente invasiva" e avançou até o estádio atual da robótica. Utilizados de maneira racional, os acréscimos tecnológicos fizeram a medicina dar um salto de muitos séculos, especialmente nas últimas três décadas.

Mas a mesma internet que proveu o mundo médico de informações valiosas tornou-se o mais poderoso instrumento gerador de ansiedade para a população. Nunca as doenças foram tão propagadas: é preciso conhecê-las e temê-las o tempo todo, criando-se um ambiente de hipocondria social em que o médico passa a ser um procurador de doenças. Todo o sistema de saúde orbita em torno das doenças. Esse fato é profundamente debatido pelo médico e professor catalão Antonio Sitges-Serra em seu inquietante livro *Si puede, no vaya al medico* (*Se puder, não vá ao médico*).

O nível de ansiedade é tal que cada sintoma surgido passa a ser entendido pelo paciente como manifestação de doença e, até prova em contrário, de doença grave. Mas, na verdade, muitos sintomas são manifestações do organismo sobre limites excedidos. O tempo passa, o corpo se transforma continuamente e os limites orgânicos também mudam. É preciso reconhecê-los, respeitá-los e se adequar a eles para viver bem.

Há uma pandemia de excessos: comida, bebida, trabalho, estresse, informações, preocupações, expectativas, telas, ganância, remédios, lixo, barulho, gente... Contra os excessos o organismo há de sempre reagir, e a sua maneira de reclamar é por meio de sintomas físicos diversos. O adoecimento é a consequência de não ser atendido. Presta-se cada vez menos atenção à linguagem corporal e desconfia-se cada vez mais da saúde, ainda que a própria história prévia diga o contrário.

A maioria das pessoas parece pronta para adoecer e a maioria dos médicos parece pronta a encontrar alguma doença. Há uma obstinação diagnóstica generalizada, e falar e cuidar da saúde deixaram de ser temas habituais na rotina da medicina.

Muitas vezes, uma boa conversa e um bom exame físico são suficientes para aguçar a percepção do médico, acalmar o paciente e propor uma intervenção simples, contando com o tempo e a observação para clarear o rumo. Mas isso exige do médico um tipo de atendimento calmo e atento, que se tornou exceção; e exige do paciente uma virtude que seria sua própria essência, mas hoje virou raridade: a paciência.

A mesma ansiedade que corrói o paciente, sempre atormentado pelo fantasma das doenças, afeta também muitos médicos, que sucumbem à impaciência e se refugiam nos exames complementares por pura insegurança. A consequência desse ambiente de permanente expectativa por doença acaba por minar a confiança na saúde e potencializar as ansiedades.

EXCESSO DE DIAGNÓSTICOS E SUPERVALORIZAÇÃO DO NADA

"Grande lascivo, espera-te a voluptuosidade do nada."

MEMÓRIAS PÓSTUMAS DE BRÁS CUBAS

A história é pródiga em demonstrar que sempre que há fartura o ser humano há de se exceder. Em 1993, H. Gilbert Welch, professor da Universidade de Dartmouth, publicou na revista médica que tem o segundo maior fator de impacto do mundo, *The*

New England Journal of Medicine, o artigo "Advances in Diagnostic Imaging and Overestimations of Disease Prevalence and the Benefits of Therapy" ("Avanços no diagnóstico por imagem e superestimação da prevalência de doenças e de benefícios do tratamento"). Há duas décadas ele já manifestava a preocupação com o excesso de diagnósticos irrelevantes que poderiam surgir com o avanço da tecnologia médica. Na sequência, prosseguiu com seus alertas contra o *overdiagnosis* e o adoecimento de pessoas em nome da saúde, publicando dois livros: *Overdiagnosed: Making People Sick in the Pursuit of Health* (*Excesso de diagnósticos: adoecendo pessoas em nome da saúde*) e *Less Medicine, More Health* (*Menos medicina, mais saúd*e), além de uma série de artigos em revistas médicas de ponta.

Em 2003, em uma publicação no também prestigioso *British Medical Journal*, que tem o sétimo maior fator de impacto no mundo, Richard Hayward, da University College London, cunhou o que ele chamou de um acrônimo para os nossos tempos: VOMIT (*Victims Of Modern Imaging Technology* ou, em tradução livre, vítimas da tecnologia moderna de imagens), referindo-se ao número crescente de pessoas que se submetiam a intervenções desnecessárias para tratar achados de imagem irrelevantes.

Uma situação vivida pela Coreia do Sul exemplifica quem seriam os VOMIT: em 1997, o sistema de saúde começou a oferecer exames periódicos de ultrassonografia para detecção precoce do câncer de tireoide. Centenas de milhares de pessoas fizeram o teste a baixo custo, e a incidência de câncer de tireoide disparou de cinco casos a cada cem mil pessoas em 1999 para setenta a cada cem mil em 2011. Dois terços das pessoas diagnosticadas tiveram as glândulas da tireoide removidas e assumiram o tratamento definitivo do hipotireoidismo gerado. Era de se esperar que um programa de saúde pública tão amplo e dispendioso salvasse muitas vidas, mas não foi o que houve. Agora, embora o câncer de tireoide tenha passado a ser o mais diagnosticado na Coreia do Sul, a taxa de mortalidade causada por ele permanece exatamente a mesma – cerca de um a cada cem mil. Diante disso, em 2014 foi proposta a interrupção desse programa de rastreamento, mas a Korean Thyroid Association considerou um ato de desrespeito aos direitos humanos. Eis aí um misto de tecnolatria, conflito de interesse e descaso com a medicina baseada em evidências.

O consultório de um gastro-hepatologista, como no meu caso, é cada vez mais pleno de pacientes VOMIT. Uma das situações mais comuns é o encontro casual de nódulos hepáticos em pacientes assintomáticos a partir de ultrassonografias demandadas rotineiramente em check-ups aleatórios. Invariavelmente são nódulos benignos, que sequer precisariam ser reconhecidos nem requerem intervenção alguma. No entanto, via de regra, os pacientes já chegam com exames adicionais, como tomografia computadorizada ou ressonância magnética, além de inúmeros testes laboratoriais, incluindo os famigerados marcadores tumorais, que são muito falhos, não confiáveis para o rastreio de câncer e nunca recomendáveis como exames de rotina, a não ser em situações muito específicas. O desafio do médico passa a ser o de convencer o paciente de que aquele achado não passa de "nada" e que ele não deve perder a confiança na própria saúde por esse "nada". No entanto, alguns ainda preferem procurar outro médico, que vai lhes pedir algum exame anual de vigilância: são os *VOMIT* convictos, atormentados pela hipocondria social.

Outra situação muito frequente na prática clínica é a indicação aleatória de ultrassonografias de carótida como parte dos "check-ups" cardiológicos, mesmo em pacientes assintomáticos e até mesmo sem fatores de risco para doença cardiovascular. Embora se considere como relevante uma obstrução superior a pelo menos 50% do lúmen do vaso, valorizam-se obstruções mínimas e a partir daí o paciente é posto na órbita da doença, submetendo-se a prescrições desnecessárias e vigilâncias periódicas e aflitivas. É mais uma típica situação em que a medicina, agindo em nome da saúde, adoece gente sadia.

Sobre esse assunto, a plataforma UpToDate, a mais usada por médicos para orientar as tomadas de decisão, diz:

> Não é recomendável fazer exames de imagem para *screening* de estenose de carótidas para pacientes assintomáticos. Isso se justifica pelo fato de a estenose signi-

ficativa de carótida ter uma prevalência inferior a 1% na população geral e, especialmente, pela probabilidade considerável da ocorrência de resultados falsos positivos, que levariam o paciente a se expor a investigações e intervenções adicionais potencialmente danosas.

A despeito disso, é muito comum se deparar com pacientes, às vezes com mais de setenta anos, assustadíssimos com seus 20% de estenose da carótida. Ora, não se deve exigir uma silhueta tão impecável de uma carótida septuagenária...

Do mesmo modo, a realização aleatória de testes ergométricos em pacientes assintomáticos e sem fatores de risco bem definidos para doença coronariana não tem sustentação científica e pode ser causa de muitos dissabores.

Permitam-me contar um causo: um paciente de 41 anos, em ótima condição física, procurou-me no consultório para esclarecer um achado de exame laboratorial para hepatite B que lhe causara dúvida. Percebi que ele tinha um curativo grande no braço e perguntei o que seria. Calmamente, ele me respondeu: "estava ali no hospital fazendo um cateterismo para ver minhas coronárias". "Cateterismo?!", eu perguntei. "Sim, doutor, na bateria de exames do ano passado encontrei uma alteração do eletro no teste de esforço, daí fiz uma cintilografia miocárdica, que foi normal. Como no exame deste ano a alteração persistiu, o médico recomendou, por segurança, que eu fizesse o cateterismo. Graças a Deus que também foi normal...". Esse caso simplório mostra o quanto as pessoas têm se submetido a riscos sérios de maneira desavisada e iludidos por uma suposta segurança. Até procedimentos invasivos têm sido banalizados.

Partindo do princípio de que haverá sempre um incauto à procura de um engodo, "testes de intolerância alimentar" baseados na dosagem de imunoglobulina G (IgG) continuam sendo ofertados por alguns laboratórios a preços deveras salgados. Embora haja farta evidência da irrelevância desses testes e vários alertas já tenham sido emitidos por sociedades de especialidade, eles prometem testar até duzentos alimentos diferentes para compor o perfil alimentar de cada indivíduo. A partir daí, monta-se um cardápio superrestritivo e temperado pelo "nada". Literalmente, é **o medo da doença suprimindo o prazer de viver**.

O DOGMA DO DIAGNÓSTICO PRECOCE

"Um antigo lampião de azeite, triste, obscuro e recurvado, como um ponto de interrogação."

MEMÓRIAS PÓSTUMAS DE BRÁS CUBAS

Em 2015, a revista *Nature*, que tem o sexto maior fator de impacto do mundo, publicou o artigo "The science myths that will not die" (ou, em tradução livre, "Os mitos da ciência que não morrerão"), assinado por Megan Scudellari. O primeiro dos cinco mitos discutidos foi o de que "o rastreamento de todos os tipos de câncer salva vidas". Sobre isso, o artigo discorre:

> Esse mito nasce da crença de que a detecção precoce do câncer salva vidas e prospera pelos desejos e ansiedades humanas, especialmente o medo da morte. Mas pode causar danos, por exemplo, levando as pessoas a se submeter a tratamentos desnecessários ou a gastar dinheiro em medicamentos não comprovados. Pode também inviabilizar ou impedir investigações promissoras, desviando a atenção dos cientistas e monopolizando o financiamento.

O rastreio regular pode ser benéfico para alguns tipos de câncer em pacientes com fatores de risco específicos, mas isso não se aplica a todos. Mesmo assim, muitos pacientes e médicos defendem ferozmente os testes, ainda que comprovadamente ineficazes. Os argumentos para sustentação dessa defesa costumam ser puramente dogmáticos, já que as verdadeiras intenções por vezes são inconfessáveis.

A crença de que a detecção precoce salva vidas teve origem no início do século XX, quando os médicos perceberam que obtinham melhores resultados se detectassem e tratassem tumores logo no início dos sintomas. O próximo salto lógico foi assumir que, quanto mais cedo um tumor fosse encontrado, maiores seriam as chances de sobrevivência.

"Todos nós aprendemos, desde que estávamos no colo da nossa mãe, que a maneira de lidar com o câncer é descobri-lo precocemente e eliminá-lo", diz Otis Brawley, ex-diretor médico da American Cancer Society (Nature, 2015).

No Brasil, o "Outubro Rosa" e o "Novembro Azul" tornaram-se patrimônio nacional, e levantar um mínimo questionamento sobre o seu real papel na saúde pública soa como sacrilégio, afinal, o ambiente emocional criado em torno das campanhas e os interesses políticos e econômicos envolvidos são por demais arraigados. O problema é que a ciência teima contrariar expectativas intuitivas para demonstrar que não admite verdades absolutas e não se rende a dogmas.

A revisão sistemática e metanálise publicada por Dragan Ilic e colaboradores no *British Medical Journal* em 2018, "Prostate cancer screening with prostate-specific antigen (PSA) test: a systematic review and meta-analysis" (ou "Rastreamento de câncer de próstata com PSA: revisão sistemática e metanálise"), que incluiu cinco estudos randomizados, com 721.718 homens, mostrou que, na melhor das hipóteses, o rastreio do câncer de próstata permite uma pequena redução de mortalidade pela doença ao longo de dez anos, sem afetar a mortalidade global. Concluíram que, ao decidir pelo rastreio baseado na dosagem do Antígeno Prostático Específico (PSA), médicos e pacientes precisam pesar esse pequeno benefício diante do risco representado por biópsias, prostatectomias e outros tratamentos.

Assumir riscos potencialmente sérios com base na informação dada por um exame pouco confiável, como o PSA, é uma temeridade, afinal, não são raros os casos de septicemias pós-biópsias, incontinência urinária e disfunção erétil pós-prostatectomias.

Hoje, as sociedades médicas envolvidas concordam que o rastreamento com base no PSA deve ser proposto com critério, especialmente depois dos setenta anos, quando a regra é não fazê-lo.

"As pessoas parecem imaginar que o simples fato de descobrir um câncer dito precoce é um grande benefício, mas não é bem assim", diz Anthony Miller, professor emérito da Universidade de Toronto, no Canadá.

Miller chefiou o "Canadian National Breast Screening Study" (ou "Estudo canadense sobre o rastreamento do câncer de mama"), um estudo que se estendeu por 25 anos e incluiu 89.835 mulheres com idades compreendidas entre 40 e 59 anos. Esse estudo foi publicado no *British Medical Journal* em 2014 e comparou dois grupos de mulheres: um que realizou apenas o exame físico anual das mamas e outro que, além do exame físico, realizou uma mamografia a cada ano. A conclusão foi de que as mamografias anuais não reduziram a mortalidade por câncer de mama.

Durante o período de acompanhamento foram diagnosticados 666 cânceres no grupo de mamografia e 524 no grupo-controle; morreram de câncer de mama 180 mulheres no grupo de mamografia e

171 no grupo-controle. Não houve diferença na taxa geral de mortalidade. Esses dados mostram que há tumores que podem levar à morte, independentemente de quando são detectados e tratados.

Pior, o estudo apontou que 22% dos casos de câncer rastreados foram falsos positivos – um falso diagnóstico para cada 424 mulheres examinadas com mamografia. Esse é o dado mais preocupante desse trabalho, porque o impacto de investigações adicionais e intervenções desnecessárias é potencialmente muito danoso à saúde dessas mulheres. Pecar por excesso é pecado grave, porque adoece gente sadia.

Não se trata, absolutamente, de desqualificar o "Outubro Rosa", que tem papel importante na conscientização sobre a doença e na orientação sobre medidas de prevenção e atenção que são necessárias. Também é importante ressaltar que, diferentemente do estudo canadense, há outros que demonstram redução da mortalidade pelo câncer de mama quando a mamografia é realizada periodicamente. No Brasil, o Ministério da Saúde e o Instituto Nacional do Câncer (INCA) recomendam a mamografia a cada dois anos, em mulheres entre 50 e 69 anos. Essa orientação também não é consensual e há propostas de iniciar o rastreamento mais cedo, aos 40 anos. O ideal seria individualizar a indicação, porque levar em conta apenas a idade, desconsiderando as particularidades de cada paciente e sua forma de viver, acaba sendo um referencial pobre. Mas em um país como o Brasil grande parte das mulheres não têm acesso a esse atendimento médico diferenciado e particularizado, o que acaba agregando mais relevância à mamografia. Mas se a individualização for possível, a indicação do exame poderá ser mais racional a eficácia do rastreamento mais efetiva.

O rastreamento do câncer de tireoide é outro exemplo muito marcante do quanto o diagnóstico excessivo pode ter consequências negativas. O problema é tão sério mundo afora que a própria OMS já emitiu um alerta sobre o assunto, por meio da International Agency for Research on Cancer. Seus pesquisadores publicaram na *The Lancet Diabetes & Endocrinology* o estudo "Global trends in thyroid cancer incidence and the impact of overdiagnosis" ("Tendência global da incidência do câncer de tireoide e o impacto do diagnóstico excessivo"), que incluiu dados de 26 países e concluiu que mais de um milhão de pessoas podem ter sido "sobrediagnosticadas" com câncer de tireoide entre 2008 e 2012. Quantas tireoides foram arrancadas desnecessariamente e quantas pessoas foram adoecidas por isso; afinal, o hipotireoidismo decorrente da cirurgia é para sempre.

No artigo "The thyroid cancer epidemic" ("A epidemia de câncer de tireoide"), publicado em 2018 na *Current Opinion Endocrinology and Obesity*, Benjamin Roman, Luc Morris e Louise Davies tratam o assunto como epidemia e propõem que diminutos nódulos antes rotulados como "microcarcinoma folicular" passem a ser chamados de "neoplasia folicular não invasiva da tireoide", que são lesões de muito baixo risco de progressão. Isso é importante para sustentar as recomendações atuais, que não orientam sequer biopsiar nódulos menores que um centímetro, apenas vigiá-los. Ainda assim, há médicos e pacientes que não admitem a incerteza de conviver com um diminuto nódulo de suposta índole maligna e preferem pecar por excesso, mutilando-se por isso.

O rastreamento do câncer de cólon tem uma conotação diferente, porque, mais do que encontrar tumores precoces, como é o caso da próstata, mama e tireoide, ele pretende eliminar, por meio da colonoscopia, pólipos que eventualmente tenham potencial de se tornar malignos. Fica caracterizado um papel preventivo mais relevante.

O último grande estudo sobre rastreamento de carcinoma colorretal por colonoscopia, chamado "Effect of colonoscopy screening on risk of colorectal cancer and related death" (ou "Impacto da colonoscopia no rastreamento do carcinoma colorretal e mortalidade relacionada)" foi publicado em outubro de 2022 no *New England Journal of Medicine* por Michael Bretthauer e mais dezenove colaboradores.

Eles acompanharam, por dez anos, 85 mil pacientes europeus da Suécia, Noruega, Holanda e Polônia, com idade entre 55 e 64 anos, que foram divididos em dois grupos: os que se submeteram e os que não se submeteram à colonoscopia. Durante o período do estudo, a incidência de câncer colorretal foi de 1,22% no grupo que preferiu não fazer o exame e de 0,84% no grupo que o realizou. A mortalidade pelo câncer foi de 0,3% no grupo que não fez colonoscopia e de 0,15% no grupo que a realizou.

Portanto, com base nesse estudo, pode-se dizer que, sim, a realização de colonoscopia a cada dez anos reduziu a incidência e a mortalidade por câncer de cólon em pacientes a partir dos 55 anos, embora os números não sejam assim tão impactantes. Mais do que isso, não houve diferença na mortalidade global: considerando-se todas as causas de morte, a taxa foi de 11% nas duas populações. Isso porque a morte também acontece por outras doenças e até pelo próprio tratamento do câncer.

É importante que o médico seja sincero com o paciente sobre números como esses e apresente o real potencial preventivo da colonoscopia ao compartilhar a decisão de fazer o exame a partir de uma certa idade. Não é correto tratar a indicação como obrigatória e a recusa do paciente como irresponsabilidade, muito menos banalizar um exame que não é simples nem isento de riscos.

O National Cancer Institute (NIH) dos Estados Unidos disponibiliza em seu site (ccrisktool.cancer.gov) uma calculadora que ajuda a estimar a probabilidade de câncer de cólon, levando em conta todas as variáveis que já foram associadas à ocorrência desse carcinoma: idade, tipo de dieta, frequência e intensidade da atividade física, índice de massa corporal, tabagismo, uso de anti-inflamatórios e história familiar. É uma ferramenta que pode perfeitamente ser usada na prática clínica para individualizar e tornar mais racional a indicação de colonoscopias.

Sustentando essa conduta, em outubro de 2023, pesquisadores da Universidade do Texas, capitaneados por Po-Hong Liu, publicaram o estudo "Colorectal Cancer Screening Receipt Does Not Differ by 10-Year Mortality Risk Among Older Adults" ("A regra de rastreamento do carcinoma colorretal não impacta a mortalidade em 10 anos para adultos idosos") no *American Journal of Gastroenterology*, em que demonstram o quanto o critério apenas da idade para determinar o início e o término do rastreio de câncer colorretal é frágil para alcançar resultados satisfatórios. Eles propõem que o mais adequado seja fazer análises individualizadas, considerando a condição biológica de cada paciente, valendo-se de ferramentas objetivas para estimar a expectativa de vida.

A despeito disso, no Brasil as colonoscopias têm sido realizadas com frequência absurdamente alta e em idades cada vez mais extremas: inicia-se cada vez mais cedo e encerra-se cada vez mais tarde, partindo do princípio de que a base da prevenção são os exames. Mas, na verdade, a essência da prevenção do câncer de cólon e de outros cânceres é o cuidado simples do dia a dia. **Cuidar-se e conhecer-se bem: essa atitude tem base científica forte**.

Embora as evidências não demonstrem que, do ponto de vista populacional, os benefícios (vidas salvas) superem os riscos (vidas perdidas ou impactadas por tratamentos desnecessários), as linhas de produção para procura de câncer seguem cada vez mais ativas, alimentadas pela onipresente "cancerofobia". Indivíduos que tiveram um câncer detectado e depois removido certamente sentirão que a sua vida foi salva, e essas experiências pessoais, ainda que isoladas, ajudam a manter vivo o equívoco.

O já citado Otis Brawley, da American Cancer Society, e professor da Johns Hopkins University, diz:

> Os oncologistas debatem rotineiramente sobre idade e fatores de risco para orientar as investigações, mas concentrar tanta atenção nos atuais testes de rastreio tem um custo financeiro e pessoal muito alto para o diagnóstico do câncer. [...] No câncer de mama, passamos muito tempo a discutir sobre os quarenta anos *versus* os cinquenta anos, e não sobre o fato de necessitarmos de um teste melhor, por exemplo um que pudesse detectar tumores de crescimento rápido em vez de tumores de crescimento lento.

De fato, os exames atuais de rastreio são úteis para identificar tumores com ritmo de crescimento intermediário, mas incapazes de detectar aqueles com forte potencial invasor, que "explodem" no organismo sem qualquer aviso prévio, geralmente em idades menores. Por outro lado, tumores que surgem em idade avançada costumam ter ritmo de progressão lento, o que torna o seu diagnóstico irrelevante para a sobrevida global.

"Os métodos diagnósticos existentes devem ser rigorosamente testados para provar que realmente salvam vidas", afirma o epidemiologista John Ioannidis, do Stanford Prevention Research Center, na Califórnia, coautor de uma revisão publicada em 2015 ("Does screening for disease save lives in asymptomatic adults?", ou "Rastrear doenças salva vidas de adultos assintomáticos?") no *International Journal of Epidemiology*, que demonstrou ser mínimo ou nulo o impacto de 39 testes de rastreio para dezenove doenças diferentes, não só neoplásicas.

No cerne da obsessão pelo rastreamento de câncer, está a atitude indolente de grande parte das pessoas, que prefere fazer exames periódicos a corrigir hábitos de vida adoecedores. A rigor, mesmo com os imensos esforços dispendidos para o diagnóstico do câncer, as taxas de mortalidade pouco ou nada mudaram.

Mais recentemente, em 2023, o poderoso *Journal of American Medical Association* (*JAMA*), que tem o quarto maior fator de impacto do mundo, propôs uma ampla discussão, em quatro artigos, sobre o tema do rastreio de câncer e o excesso de diagnósticos.

O primeiro deles, "Estimated Lifetime Gained With Cancer Screening Tests: A Meta-Analysis of Randomized Clinical Trials" ("Estimativa do ganho de vida obtido com testes para rastreamento de câncer: uma metanálise de ensaios clínicos randomizados"), assinado por Michael Bretthauer e outros nove coautores, apresentou uma ampla revisão sistemática e metanálise de ensaios clínicos randomizados, todos com mais de nove anos de acompanhamento, que avaliaram a mortalidade por todas as causas e o tempo estimado de vida ganha com seis testes de rastreamento de câncer comumente usados, comparando-os com nenhum rastreamento. A análise incluiu a população geral e foram pesquisadas as bases de dados do Medline e da biblioteca Cochrane.

Foram analisados: mamografia para câncer de mama; colonoscopia, sigmoidoscopia ou exame de sangue oculto nas fezes para câncer colorretal; tomografia computadorizada para câncer de pulmão em fumantes e ex-fumantes; ou dosagem de PSA para câncer de próstata.

Como conclusão, os resultados dessa metanálise sugerem que as evidências atuais não fundamentam a afirmação de que os testes comuns de rastreio do câncer salvam ou prolongam vidas. Houve apenas um mínimo impacto para o câncer colorretal.

O segundo artigo, "Testing Whether Cancer Screening Saves Lives" ("Testando se o rastreamento de câncer salva vidas"), escrito por H. Gilbert Welch e Tanujit Dey, versa sobre o recente entusiasmo com as "biópsias líquidas", que são novos exames de sangue que se propõem a detectar fragmentos de DNA e biomarcadores de diversos tipos de câncer. Os autores ponderam que dados observacionais sobre os efeitos do rastreio do câncer são enganosos e que a "triagem multicâncer" implicaria custos enormes e danos potencialmente graves à saúde das pessoas.

Por essas razões, um grande ensaio clínico randomizado é obrigatório não só para saber se esse novo rastreio multicâncer realmente vai salvar vidas como também para saber com que frequência vai causar danos.

Ainda sobre as "biópsias líquidas", Sanket Dhruva, Rebecca Smith-Bindman e Rita Redberg escreveram "The Need for Randomized Clinical Trials Demonstrating Reduction in All-Cause Mortality with Blood Tests for Cancer Screening" ("A necessidade de ensaios clínicos randomizados para demonstrar a redução da mortalidade global através de exames de sangue para rastreamento de câncer"). Eles recorreram ao Teorema de Bayes para estimar que, em uma população geral assintomática, a prevalência de câncer é baixa e a probabilidade de encontrar "biópsias líquidas" positivas em pacientes sem foco de câncer detectável é alta. Mesmo podendo tratar-se apenas de um falso-positivo, esse achado levaria a uma procura insana pelo suposto câncer, que muito provavelmente incluiria, entre outros exames de imagem, a realização de PET-CT (tomografia computadorizada com emissão de pósitrons) de corpo inteiro. Cada exame desse descarrega no paciente uma radiação equivalente a 1.800 radiografias de tórax. Assim, paradoxalmente, essas pessoas saudáveis, mas angustiadas pela cancerofobia, estariam agregando um sério fator de risco para desenvolver câncer.

Partindo de suposições não comprovadas, laboratórios privados dos Estados Unidos, mesmo sem aprovação do FDA, já oferecem as biópsias líquidas para rastreio multicâncer ao custo de 950 dólares e recomendam sua repetição anual... O uso da terminologia "inovadora" é potencialmente enganador tanto para os pacientes quanto para os médicos e não é recomendável que os sistemas de saúde e nem as pessoas se utilizem desse recurso diagnóstico até que algum grande ensaio clínico o referende.

O quarto artigo é assinado pelos suecos Hans-Olov Adami, Mette Kalager e o norueguês Michael Bretthauer. Já no título, "The Future of Cancer Screening – Guided without Conflicts of Interest" ("O futuro do rastreamento de câncer guiado sem conflitos de interesse"), eles abordam o viés que o rastreio obsessivo de câncer traz consigo e ponderam que a ideia de que o diagnóstico precoce aumenta a expectativa de vida tem se tornado cada vez mais controversa. A preocupação com o "superdiagnóstico" e o reconhecimento dos danos que testes falsos positivos podem gerar tornaram o rastreamento do câncer uma área polarizada na medicina contemporânea. Muitos *guidelines* propostos por sociedades médicas não se sustentam em evidências científicas de boa qualidade, e o envolvimento de interesses poderosos, econômicos e políticos, faz com que essas orientações não sejam efetivamente confiáveis.

Na vida clínica real, a dimensão da cancerofobia e a ilusão com a ideia do diagnóstico precoce ficam explícitas na expressão de alívio e satisfação de um paciente que, depois de se submeter à ressecção total ou parcial de um órgão por causa de uma lesão suspeita, recebe a biópsia negativa da peça cirúrgica. O sentimento é: "mutilei-me por nada, mas tudo bem, o importante é que eu não tenho câncer". Mutila-se o organismo, mas não se arranca da mente o medo obsessivo e irracional da doença.

A FALÁCIA DOS CHECK-UPS E A CULTURA DO EXCESSO

"Entre uma e outra dessas ilusões, melhor é a que se gosta sem doer."

MEMÓRIAS PÓSTUMAS DE BRÁS CUBAS

O hábito de fazer check-ups é amplamente difundido na nossa cultura, muito por conta da medicina estadunidense, de quem herdamos a forte influência mercantil. Há empresas especializadas em check-ups periódicos, laboratórios e hospitais que oferecem pacotes completos, em que o paciente passa um dia inteiro realizando exames de todos os tipos, afinal, quanto mais, melhor. O mundo corporativo passou a vender os check-ups executivos como um bônus para os seus diretores. Resumindo, o check-up é um filão de negócio da medicina atual, que se vale da ideia culturalmente arraigada de que "antes pecar por excesso".

Criou-se até um novo conceito de saúde, totalmente distorcido, em que o paciente acredita que estar saudável é ter exames normais. Convenhamos, esse é um pensamento muito pobre, que subestima a ampla dimensão da saúde. Ter saúde é viver uma vida plena, entrelaçando aspectos físicos, mentais, espirituais e sociais.

"Como assim? Você não faz exames periódicos?!" Hoje, essa é uma expressão frequente de se ouvir e que soa como repreensão, mas que poderia ser filosoficamente respondida com convicção: "Eu faço o essencial, me cuido, me conheço bem e sigo o rumo que a ciência aponta – faço o simples bem feito e tenho o propósito permanente de evoluir e dar sentido à vida, sem pretender controlar o seu fluxo".

Se essa pergunta fosse feita ao jagunço Riobaldo, personagem central de Guimarães Rosa em *Grande sertão: veredas*, ele certamente diria: "Tem jeito não, seu moço: viver é perigoso".

As circunstâncias atuais mostram que o paciente excessivo é tão irresponsável com a sua saúde quanto o descuidado, mas, entre os extremos do relapso e do excesso, existe um prumo que é o racional. É mais um aspecto da vida em que a busca pelo equilíbrio e a "justa medida" tornam-se propósitos fundamentais.

Outros aspectos que alimentam o negócio dos check-ups são o mito do diagnóstico precoce, já abordado na seção anterior, e a crença cega, fruto da tecnolatria, de que exames são infalíveis para identificar doenças em quem está doente e afastá-las nos que são sadios.

Parece hoje que é impossível atestar a saúde de alguém sem fazer exame, mas isso é uma falácia, já que a ocorrência de alguns resultados falsos positivos e falsos negativos é inevitável, inerente ao ato médico, e pode ter consequências muito negativas para a saúde das pessoas. A linha de produção de exames laboratoriais e de imagem, cada vez mais aquecida, funcionando em ritmo industrial, por vezes 24 horas por dia, é mais um ingrediente que aumenta o risco de falhas e de interpretações inadequadas.

A despeito disso, é cada vez mais comum que pacientes ainda jovens, sem queixas e sem fatores de risco pessoal e familiar, e até crianças, submetam-se de tempos em tempos a uma "bateria de exames" para atestar sua saúde.

E a "bateria" fica cada vez mais recheada: a lista dos exames de laboratório chega à centena, incluindo dosagens risíveis. Algumas áreas são particularmente afetadas, como as heterodoxas medicina ortomolecular e integrativa, além da nutrologia. Os "especialistas" dessas áreas costumam incluir toda a tabela periódica nas suas investigações, e a tal "bateria ampliada" já virou folclore entre os médicos mais racionais, que dela fazem piada. O extremo é a própria secretária fornecer a lista de exames já no momento do agendamento, transformando a consulta em uma mera checagem de números, seguida da prescrição de uma infinidade de suplementos injustificáveis, habitualmente muito caros.

Vivemos um tempo de "fakespecialistas" que brotam como ervas daninhas nos jardins digitais, cada qual com suas fórmulas milagrosas, elaboradas à margem da ciência honrada.

Com destacadas exceções, a nutrologia/nutrição tornou-se um campo pantanoso e, por estranho que pareça, os alimentos deixaram de ter papel central, já que o foco principal passou a ser receitar suplementos e probióticos. O uso vulgar dos probióticos, que são vendidos livremente como suplementos, é um excesso que afronta a microbiota intestinal, cujo equilíbrio é fundamental para a saúde orgânica, e não apenas do sistema digestório.

A microbiota é um universo de microrganismos, especialmente bactérias, que se contam aos trilhões. O *Homo sapiens* carrega mais DNA bacteriano do que propriamente humano em seu corpo, e, no estádio atual, pode-se dizer que ele conheça mais o universo cósmico do que o próprio universo microbiano.

A imensa população de microrganismos começa a se formar ao nascimento, e, já nesse momento, o tipo de parto influencia, vaginal ou cesáreo. Na sequência, são muitos os fatores determinantes: modo de amamentação, uso de antibióticos na infância, padrão de alimentação, estilo de vida, entre outros. Fato é que a microbiota cresce em quantidade e variedade ao longo dos primeiros anos de vida e alcança um platô que só vai decair com o avançar da idade.

Hoje, o estudo da microbiota intestinal é um dos grandes eixos de pesquisa da gastroenterologia, e, muito provavelmente, a evolução do conhecimento poderá esclarecer muitos enigmas sobre a origem de diversas doenças, não só do tubo digestivo. Cada vez mais se associa a microbiota à saúde metabólica, à obesidade e a transtornos neuropsíquicos, como aqueles do espectro do autismo.

No entanto, o nível de conhecimento atual não permite ainda estabelecer que tipo de intervenção sobre a microbiota é realmente adequada para cada pessoa, porque a composição da imensa "flora" intestinal é muito variável e personalizada.

Ademais, abarcados sob a alcunha genérica de "probióticos", incluem-se inúmeras cepas bacterianas, com composições e concentrações distintas, isoladas ou combinadas. Uma verdadeira panaceia, sustentada por um alicerce nada consistente.

Racionalmente, o uso de probióticos só é justificável em situações muito específicas, e ingerir bactérias aleatoriamente não passa de um tiro no escuro, que pode ser benéfico para alguns, danoso para outros e irrelevante para a maioria.

Por falar em "Panaceia", é bom lembrar que ela também era filha de Asclépio, o deus da medicina, e irmã de Hygieia, já citada neste livro e inspiradora do conceito de higiene. Na mitologia grega, Panaceia era aquela que tinha o remédio para todos os males. Se Hygieia prevenia as doenças, Panaceia as tratava. Será que aquela antiga divindade imaginaria que seu nome se desvirtuaria a ponto de os dicionários o definirem como "qualquer coisa que se acredite que possa remediar qualquer doença"? Pois é exatamente isso o que acontece hoje com a solicitação de exames e prescrição de suplementos, probióticos e medicamentos: uma verdadeira panaceia!

Mas, sobre os check-ups, o que diz a medicina séria, de base científica, aquela que não se guia por intuições infundadas, não é contaminada pelo espírito mercantil e assume a sua responsabilidade com a saúde das pessoas e do sistema? Bom, ela procura fontes de evidências consistentes para se guiar, como é o caso da Cochrane Library, uma rede internacional e independente, sem fins lucrativos e com sede no Reino Unido, que há trinta anos reúne e resume a melhor evidência de estudos científicos para ajudar os médicos a fazerem escolhas racionais.

Em 2019, a Cochrane publicou uma metanálise incluindo quinze estudos, com mais de 250 mil pacientes, comparando os desfechos em longo prazo entre os que foram submetidos ou não a programas aleatórios de check-up.

As conclusões:

- há forte evidência de que check-ups aleatórios têm pouco ou nenhum impacto sobre a mortalidade por câncer;

- há forte evidência de que check-ups aleatórios têm pouco ou nenhum impacto na prevenção de doenças coronarianas ou acidente vascular cerebral (AVC);
- há forte evidência de que check-ups aleatórios têm pouco ou nenhum impacto sobre a mortalidade por qualquer doença.

Em março de 2023, Omar Kherad, da Universidade de Genebra, e Antonio Vaz Carneiro, da Universidade de Lisboa, assinaram o artigo "General Health check up: check or not to check? A question of choosing wisely" ("Check ups aleatórios: fazê-los ou não? Uma questão de escolha sábia") no *European Journal of Internal Medicine* em que retomam o debate. Eles ponderam que exames periódicos em pessoas assintomáticas precisam ser solicitados de modo mais racional, considerando fatores de risco e evidências científicas mais concretas. Procurar doença em pessoas saudáveis não parece ser uma escolha sábia.

Mas o problema é que o gosto pelos exames muitas vezes é do próprio paciente, sobretudo daqueles que entendem que pagar o plano de saúde é argumento para justificar a sua realização. Além de querer fazer "o máximo possível", costumam achar "mais criterioso" o médico que os solicita em profusão. Aliás, abusar de pedidos de exame tornou-se um recurso muito usado para compensar a pouca atenção que costuma ser oferecida nas consultas médicas. O pior é que há quem goste disso, por enxergar o médico apenas como um "pedidor de exames". Com os resultados em mãos, basta "jogar no Google" para se informar.

Curioso é o paradoxo vivido pelas operadoras de saúde: embora cada vez mais escorchadas pelo alto custo da crescente demanda de exames, elas próprias alimentam essa linha de produção ao desvalorizarem a consulta, pagando muito pouco por ela e propondo ao médico que ganhe pelo volume de atendimentos. Mesmo em seus serviços próprios, algumas operadoras têm uma rotina de marcação de quatro consultas por hora. Convenhamos, fazer uma boa consulta clínica em quinze minutos, às vezes menos, não é possível. É aí que entra aquela compensação: *não te dou atenção, mas te peço um monte de exames*. A ideia de que "paciente não sai satisfeito da consulta se não receber receita e pedido de exame" é antiga, faz muito mal à medicina, mas não é de todo infundada: existe mesmo um "pacto pelo excesso" entre muitos médicos e pacientes, mas o "pecar por excesso" tornou-se um pecado muito grave da medicina atual.

EPIDEMIA DE IATROGENIAS

"Quem escapa a um perigo, ama a vida com outra intensidade."

MEMÓRIAS PÓSTUMAS DE BRÁS CUBAS

"Iatrogenia" é um termo de origem grega que significa "gerado pelo médico".

Em 2016, Martin Makary e Michael Daniel, dois estadunidenses do prestigioso Hospital Johns Hopkins, fizeram uma publicação no *British Medical Journal* que despertou surpresas e indignações. Na publicação "Medical error: the third leading cause of death in the USA" ("Erros médicos: a terceira causa de morte nos Estados Unidos"), eles afirmaram que supostos "erros médicos" seriam a terceira causa mais comum de mortalidade hospitalar nos Estados Unidos, atrás apenas de doenças cardiovasculares e cânceres.

Fizeram isso depois de comparar atestados de óbito com prontuários hospitalares: como o Código Internacional de Doenças (CID) presente nos atestados não prevê códigos para as complicações decorrentes de atos médicos, elas ficam subestimadas. Ao buscarem o real fato determinante da morte nos prontuários, identificaram alta prevalência do que eles chamaram de "erros médicos".

Por exemplo, se um paciente faz um cateterismo cardíaco e desenvolve uma injúria renal aguda irreversível, no atestado de óbito será considerado o CID da falência renal, não do ato médico gerador da complicação.

O trabalho foi muito criticado pelo seu título sensacionalista e por questões metodológicas, mas, de fato, produziu o impacto que pretendia e gerou grande discussão. O título é mesmo inadequado, porque os autores abarcaram como "erro médico" uma série de condições que, na verdade, são fruto de insucessos ou complicações inerentes aos atos médicos.

O erro existe quando há imperícia, imprudência ou negligência. A imperícia fica caracterizada quando o médico realiza um ato para o qual não tem capacidade técnica comprovada, daí a importância dos títulos de especialidade conferidos pelas sociedades médicas e registrados nos Conselhos Regionais de Medicina.

A imprudência se dá quando o ato médico não é precedido por uma análise adequada do risco/benefício e quando é realizado sem a anuência do paciente.

A negligência existe quando o médico age sem o rigor técnico necessário ou não assiste o paciente com a atenção devida antes, durante e depois do ato proposto.

Já a possibilidade de insucesso e de complicações é inerente ao ato médico, qualquer que seja ele, por mais bem pensado e realizado que tenha sido. Nenhum médico pode garantir 100% de sucesso ou 0% de complicações em suas intervenções, sejam clínicas ou cirúrgicas, e as complicações podem ser graves.

Uma postagem no Instagram do projeto Pensar Medicina (@pensarmedicina) feita em 5 de julho de 2023, teve mais de oitocentas mil visualizações e gerou uma profusão de comentários, muitos deles raivosos e agressivos. Uma criança gravemente doente, com insuficiência renal crônica, precisava de uma punção venosa profunda de alto risco para se manter viva e um cirurgião pediátrico muito experiente foi convocado ao ato. Infelizmente, a punção resultou em uma hemorragia incontrolável, e a criança faleceu, mesmo com todas as tentativas da equipe médica de recuperá-la. A mãe da criança denunciou o "erro" à polícia, e o médico foi linchado em um desses tribunais digitais da internet. Incapaz de suportar o infortúnio, suicidou-se.

Esse caso ilustra a distorção conceitual que muitas pessoas têm do que vem a ser "erro médico". Nesse caso, não houve imprudência, imperícia ou negligência. Foi uma complicação grave de um ato médico com risco altíssimo, mas muito necessário, em uma paciente seriamente doente e na iminência de morrer.

A ideia de que iatrogenia é sinônimo de erro inibe o seu debate no meio médico, mas ele é necessário, especialmente no momento em que a medicina frequentemente se excede em investigações e intervenções.

Uma proposta para dirimir essa distorção conceitual seria interpor a iatrogenia entre o erro e a complicação inerente ao ato médico. Assim, contemporaneamente, a iatrogenia poderia ser caracterizada quando há algum dano à saúde de um paciente decorrente de uma intervenção médica que não precisaria ter ocorrido.

Por exemplo: um paciente assintomático descobre casualmente cálculos na vesícula biliar em exame de ultrassonografia, solicitado em check-up aleatório. Preocupado com os transtornos futuros que esse cálculo pode lhe trazer, o paciente procura um cirurgião que faz a retirada da sua vesícula (colecistectomia), com técnica adequada e sem qualquer complicação. No pós-operatório o paciente passa a ter diarreia pós-alimentar, fato que não é raro na "síndrome pós-colecistectomia", e que gera muito incômodo e limitação social.

Resumindo o caso: não houve erro, já que não houve imperícia, negligência ou nem mesmo imprudência, porque foi uma decisão compartilhada, em que o médico agiu atendendo o desejo do paciente. Também não houve complicação, já que a retirada da vesícula foi bem-sucedida e nenhum evento adverso per e pós-operatório ocorreu, mas houve iatrogenia, porque a colecistectomia desnecessária acabou adoecendo um paciente que antes estava saudável.

Por que desnecessária? Pois, conforme as melhores evidências científicas disponíveis, pacientes assintomáticos com achado casual de cálculos na vesícula biliar não precisam ser operados, a não ser em situações muito pontuais. Isso se justifica porque, em longo prazo, na grande maioria das vezes, os cálculos não produzirão sintomas nem complicações.

Mas por que, apesar dessa evidência, as colecistectomias continuam sendo uma das cirurgias mais frequentes em hospitais gerais, sendo que boa parte delas é feita em pacientes assintomáticos?

Aí entram dois motivos principais: o primeiro é a crença antiga e infundada de que a presença do cálculo é sinônimo de adoecimento da vesícula; e o segundo é a insegurança dos pacientes quanto ao risco futuro representado pela presença dos cálculos. Cria-se uma situação paradoxal: pretendendo eliminar um risco futuro, ainda que remoto, o paciente se expõe a um risco concreto, no momento presente. Sim, porque não há ato cirúrgico isento de risco.

O responsável por produzir a bile é o fígado, e a sua composição é característica de cada organismo, geneticamente determinada. A vesícula funciona como um reservatório e represa parte da bile que flui para o intestino. É mais comum que os cálculos biliares surjam na vesícula, porque ali a bile está em estase, enquanto nos canais ela está em fluxo. Retirada a vesícula, o fígado continuará produzindo a mesma bile com tendência à formação de cálculos, e outros novos poderão surgir no canal biliar. Então, aquela pretensão de eliminar o risco futuro cai por terra, e quem trabalha em enfermarias de gastroenterologia frequentemente se depara com pacientes que já removeram a vesícula e que são internados por complicações causadas pela formação de novos cálculos biliares.

Além disso, o aumento do fluxo biliar para o intestino que ocorre após a retirada da vesícula, além de diarreia, pode impactar a microbiota intestinal ao longo dos anos e contribuir para o surgimento da síndrome do intestino irritável (SII). Isso é o que sugere o estudo "Cholecistectomy is associated with a higher risk of irritable bowel syndrome in the UK Biobank" ("Colecistectomia está associada ao aumento do risco da síndrome do intestino irritável, com base no Biobanco do Reino Unido"), de 2023, publicado por pesquisadores chineses no *Frontiers in Pharmacology*. Esse estudo incluiu mais de quatrocentos mil pacientes e identificou, ao longo de um período médio de acompanhamento de 12,7 anos, que o risco de desenvolver a SII foi 46% maior naqueles que retiraram a vesícula.

Portanto, a conduta mais racional é guiar-se pelo organismo e operar a vesícula caso ela dê o grito: uma cólica que seja é indício de que é melhor retirá-la, porque muito provavelmente outras virão e o risco de complicações é concreto. Fora isso, a cirurgia só trata o exame. A conduta de guiar-se pelo organismo, que foi a referência da medicina por mais de dois milênios, continua sendo um ato prudente.

Mas e os muitos pacientes assintomáticos que retiram a vesícula e não têm complicações ou dificuldades no pós-operatório? A vida é feita de escolhas e é ótimo que eles não tenham sido adoecidos pela cirurgia desnecessária, mas é bom que não se iludam sobre a pretendida abolição de riscos futuros.

Não apenas as intervenções cirúrgicas são fonte de iatrogenia. A lista de iatrogenias clínicas é ampla, haja vista os "protocolos" aberrantes para reposição de vitamina D, cujas doses parecem não ter limite. Difunde-se a ideia de que quanto mais vitamina melhor, mas o seu excesso não é inócuo, e intoxicações sérias podem ocorrer, especialmente pelas vitaminas lipossolúveis, como a própria vitamina D e a vitamina A.

Cada vez mais, dosam-se e repõem-se vitaminas variadas, como se o organismo tivesse a capacidade infinita de armazená-las, mas isso não ocorre. Especialmente as hidrossolúveis, como a vitamina C e as do complexo B, são eliminadas pela urina quando circulam pelo sangue em concentrações mais elevadas. Tem muita gente pagando caro para urinar vitaminas...

Outra iatrogenia clínica muito comum é a prescrição abusiva de estatinas para a prevenção de eventos cardiovasculares, como infarto do miocárdio e AVC. Elas têm a capacidade de reduzir a produção orgânica de colesterol, diminuindo os níveis da sua fração LDL na circulação. De fato, as evidências científicas demonstram que, em pacientes previamente acometidos por algum desses eventos, o uso da estatina reduz significativamente a chance de recorrência. Nessas circunstâncias, o seu papel protetor é muito bem estabelecido.

O uso das estatinas difundiu-se a partir do final dos anos 1980, mas elas se tornaram campeãs de venda no mundo a partir do momento em que passaram a ser prescritas indiscriminadamente para a profilaxia primária, ou seja, para aqueles pacientes que nunca tiveram eventos cardiovasculares prévios e nem mesmo têm fatores de risco evidentes. Essa conduta é justificada pela ideia, puramente intuitiva, de que, quanto mais baixo o colesterol, menor a chance de ocorrerem eventos cardiovasculares. Mas a ciência, que muitas vezes é contraintuitiva, não indica que esse benefício preventivo ocorra em pacientes sem fatores de risco ou com idade avançada.

Do ponto de vista bioquímico o colesterol não é gordura, mas uma forma de álcool, um esteroide. Produzido essencialmente pelo fígado, é uma molécula fundamental para o organismo e matéria prima para inúmeras reações vitais: formação de membranas celulares, reparação de danos teciduais, síntese de hormônios sexuais e cortisol, produção de vitamina D e ácidos biliares, composição da bainha de mielina das células nervosas, atividade imunitária.

O colesterol é insolúvel em meio líquido e para que possa fluir na corrente sanguínea precisa ser envolto por outras moléculas, formando as lipoproteínas de alta (HDL) e de baixa densidade (LDL). Essencialmente, a LDL carreia o colesterol da sua origem aos tecidos que dele necessitam. Já a HDL o remove dos tecidos, fazendo o caminho inverso e mantendo o fluxo metabólico.

O colesterol torna-se prejudicial quando a sua fração LDL passa a ser oxidada em decorrência de processos que geram inflamação sistêmica, como diabete melito, obesidade, tabagismo, hipertensão arterial mal controlada. O colesterol que realmente é mau é o LDL oxidado.

A prescrição das estatinas estendeu-se muito além dos limites científicos e, também aqui, fica evidente o pacto de médicos e pacientes pelo excesso: melhor tomar um remédio todo dia e se iludir com a proteção que ele confere do que investir em hábitos de vida mais saudáveis, que exigem esforço e disciplina. Cientificamente, a verdadeira prevenção é fazer o simples bem feito a cada dia.

Mais uma iatrogenia clínica epidêmica é o uso de antibióticos para tratar indistintamente infecções de vias aéreas superiores, tão comuns nos prontos atendimentos. A banalização do uso de antibióticos atingiu seu clímax durante a pandemia de covid-19, e drogas como azitromicina foram usadas como "chicletes", mesmo sendo sabidamente inúteis para uma infecção virótica. Uma minoria de pacientes infectados pelo coronavírus tinha infecção bacteriana superposta e se beneficiaria, de fato, de antibióticos. O que houve naquele momento foi exemplo de que, diante da incerteza e da insegurança, prevalece a famigerada ideia de "antes pecar por excesso". Mas esse pecado é grave e, no caso da antibioticoterapia, é uma irresponsabilidade exercida em larga escala, capaz de produzir um desastre microbiológico, com emergência de cepas bacterianas cada vez mais resistentes.

Também na pandemia, no seu início, uma iatrogenia cruel demonstrou o quanto se peca por excesso em ambiente de insegurança: intubar precocemente os infectados. Isso levou muitos pacientes, especialmente idosos, a internações compulsórias em centros de terapia intensiva (CTI), onde a mortalidade era altíssima. Felizmente, esse desatino foi logo abandonado à medida que se foi conhecendo melhor a doença.

Investigações também podem ser iatrogênicas. Exemplo disso são os exames de imagem que emitem radiação ionizante, especialmente as tomografias computadorizadas (TC).

Na maioria dos serviços de urgência, é mais fácil dispor de um técnico para fazer tomografia do que de um radiologista para fazer ultrassonografia. Assim, uma enormidade de tomografias tem sido feita sem indicação real, em um processo nítido de banalização do exame.

A radiação ionizante emitida pela tomografia tem energia capaz de alterar as estruturas celulares, e, por conta disso, seu potencial cancerígeno é bem estabelecido. Crianças e jovens são particularmente suscetíveis. O ser humano é habitualmente exposto à radiação ionizante no próprio ambiente e absorve em média 2,5 mSv (milissieverts) por ano. Um detalhe: essa absorção é cumulativa.

Para se ter uma ideia, a dose de radiação de uma tomografia de crânio equivale à de cem radiografias e corresponde àquela absorvida do ambiente em 243 dias. Uma tomografia de abdome ou tórax, com os melhores aparelhos, emite 7,5 mSv por exame, o que equivale a 350 radiografias e a três anos de exposição natural. O PET-CT de corpo inteiro equivale a 37 mSv, ou 1.800 radiografias e quinze anos de exposição.

A radiação ionizante acumulada, a partir de uma certa dose, aumenta o risco de vários tipos de câncer, e doses acima de 100 mSv são consideradas muito altas. Quando se estima risco de um câncer específico, é preciso considerar ainda a dose de radiação recebida pelo órgão exposto. Por exemplo, na TC de abdome, o estômago é quem recebe mais.

O paradoxo é gritante: muita gente quer prevenir câncer se expondo a investigações potencialmente cancerígenas. E estejam certos: poucos médicos têm ciência das doses de radiação emitidas e do dano potencial que cada tomografia solicitada pode gerar. Do mesmo modo, não é garantido que os serviços de imagem, que trabalham em ritmo cada vez mais industrial, mantenham controle rigoroso sobre a calibragem de seus equipamentos.

Para um bom médico, evitar iatrogenias é respeitar um dos princípios fundamentais da medicina hipocrática, que é o da "não maleficência": *primum non nocere*. Isso significa que, antes de tudo, uma intervenção médica não deve prejudicar a saúde de um paciente. Por isso, há que se ponderar muito os reais riscos e benefícios de cada ato, jamais banalizá-los.

Uma banalização corriqueira nos hospitais é a realização aleatória das "revisões laboratoriais". Elas costumam ser demandadas de maneira autômata, às vezes são diárias e, frequentemente, nada agregam à condução clínica do caso. Servem, sim, para gerar gastos desnecessários e sofrimento aos pacientes. Por mais vulgarizado que esteja, o ato de puncionar veias é procedimento invasivo e passível de complicações, como hematomas e tromboflebites. Como é triste ver os braços dos pacientes internados pintados de equimoses e hematomas...

Um dos aforismos clássicos da medicina que é rasgado a todo momento é o de que "a clínica é soberana". Os parâmetros do exame físico são habitualmente desprezados e guia-se muito mais pelos números complementares.

Cada exame laboratorial solicitado pelo médico exige critério e raciocínio clínico, mas banalizou-se até mesmo a punção de artérias, procedimento difícil, arriscado e muito doloroso, utilizado para a dosagem de gases arteriais – a gasometria arterial. As indicações desse exame são muito específicas e pontuais, e é um risco sério fazê-lo sem necessidade absoluta.

Nesse sentido, é bom sinal o crescimento na literatura e na prática clínica do conceito de "prevenção quaternária", proposto inicialmente pelo médico belga Marc Jamoulle, em 1999. Na saúde, a prevenção pode ser classificada em cinco níveis.

A prevenção primária é a ação tomada para remover causas e fatores de risco pessoais ou populacionais antes do desenvolvimento de algum agravo ou doença. Inclui promoção da saúde e proteções específicas (por exemplo: vacinação, orientação de hábitos saudáveis, uso de preservativos no ato sexual, uso de capacete para motociclistas etc.).

Na prevenção secundária o objetivo é identificar uma doença em estádio inicial ou na iminência de se manifestar. Nesse caso, é fundamental estabelecer quem são pessoas e grupos de maior risco para que as investigações sejam mais efetivas. É aqui que se encaixam os programas de rastreamento de câncer, que, como dito, não deveriam ser feitos de forma aleatória.

Já a prevenção terciária baseia-se em ações para evitar a progressão de doenças já estabelecidas, buscando reduzir suas complicações e sequelas, por exemplo: tratamento da hipertensão arterial e do diabete melito; tratamento do HIV com antivirais para evitar desenvolvimento da AIDS; tratamento com estatina para prevenir recorrência de infartos ou acidentes vasculares cerebrais etc.

A prevenção quaternária tem seu foco na prevenção dos danos à saúde causados por atos desnecessários, executados por médicos e outros profissionais da saúde. Sim, os danos também podem ser fruto da ação inadequada de enfermeiros, dentistas, nutricionistas e fisioterapeutas, já que a prerrogativa de falhar ou errar não é só do médico.

Recentemente propôs-se um quinto nível, a prevenção quinquenária, que define um conceito amplo de cuidado, envolvendo também a saúde do profissional cuidador, que precisa estar bem para bem cuidar. Exemplo disso é a prevenção do *burnout*, que foi um problema muito sério durante a pandemia de covid-19.

Pode-se dizer que este livro tem o propósito de esclarecer o que é a verdadeira prevenção primária, propor uma prevenção secundária mais racional e exaltar a importância da prevenção quaternária.

FORMA DE REMUNERAÇÃO

"Não ouvia os instantes perdidos, mas os minutos ganhados."

MEMÓRIAS PÓSTUMAS DE BRÁS CUBAS

A forma de remuneração médica é um aspecto gerador de medicina excessiva muito relevante, porque prevalece o modelo "fee for service", em que o médico recebe pela quantidade de procedimentos realizados, desconsiderando o resultado final do trabalho.

O CEO de uma poderosa operadora de saúde brasileira comentou em entrevista que o segredo do sucesso da sua empresa foi ter conseguido "domar a caneta do médico".

Sim, se a autonomia médica não for exercida com responsabilidade, ela será tolhida, porque a ideia de que "saúde não tem preço" não se sustenta: pode até não ter preço, mas tem custo, e cada vez maior.

Não se trata de fazer lobby para operadoras de saúde, e sim defender a saúde de um sistema que tem recursos finitos, seja na medicina pública, suplementar ou privada. Gastos excessivos e irracionais vão provocar carência em áreas mais frágeis, e conhece-se muito bem a consequência desastrosa que a falta de recursos médicos pode trazer. Na verdade, a medicina excessiva tem ao seu lado o mais forte dos lobbies, feito pela indústria farmacêutica e pelas empresas de equipamentos e suprimentos médicos. Para eles, quanto mais, melhor.

O modelo alternativo que vem sendo adotado especialmente nos Estados Unidos e já por algumas grandes instituições brasileiras é o "value based healthcare", ou a Medicina de Valor, em que a remuneração não é determinada apenas pela quantidade de procedimentos realizados, e sim pelo resultado final do trabalho, usando referências das melhores práticas, os *benchmarks*. Há um pagamento *a priori* e outro adicional, caso os resultados pretendidos sejam alcançados. Embora muitas estratégias ainda tenham de ser desenvolvidas para integrar o novo modelo aos sistemas de gestão, parece questão de tempo ter essa nova forma de remuneração entre nós, caso contrário, as linhas de produção de doença prosseguirão sem limite.

Um exemplo do quanto a forma de remuneração pode produzir medicina excessiva e desnecessária é o tal "combo de exames endoscópicos", uma invenção bem brasileira: no momento de fazer a colonoscopia, realiza-se também a endoscopia digestiva alta, apenas com a justificativa de "aproveitar o jejum e a sedação". A não ser em situações muito específicas, determinadas por sintomas ou suspeitas bem direcionadas, isso definitivamente não se justifica. Na verdade, o que explica esse hábito é a banalização dos exames endoscópicos ocorrida no Brasil: formam-se muitos endoscopistas, a oferta de exames para a rede suplementar e privada é alta, o valor pago por eles é baixo e o custo para a manutenção das clínicas é crescente, e a alternativa é ativar uma linha de produção em que se ganha pelo volume de exames realizados. Não há nada de racional ou científico na argumentação que sustenta o "combo de exames", mas, apesar disso, o paciente costuma se sentir feliz com o "upgrade" proposto.

Atenho-me a situações da minha especialidade por conhecê-las bem, mas certamente a superindicação de exames complementares é rotineira em todas as outras especialidades médicas. A consequência disso fica nítida ao se constatar que a maioria das operadoras já gasta mais de 90% dos recursos arrecadados com pagamentos de serviços prestados e, para compensar, arrocha cada vez mais seus beneficiários com mensalidades caríssimas. Em 2023, o setor teve déficit operacional de R$ 5,1 bilhões.

Conforme a Consultoria AON, em publicação de Preite Sobrinho no portal *UOL* em 29/01/2024, enquanto os preços em geral subiram 4,8% no Brasil em 2023, a inflação médica foi de 14,1%, e as operadoras de saúde promoveram um aumento médio de 25% para os planos empresariais. Planos empresariais que passaram a ser os preferidos das operadoras, porque a Agência Nacional de Saúde (ANS) só arbitra o aumento dos planos individuais e familiares – em 2023, o reajuste desses planos foi de 9,6%. Vira um jogo em que todo mundo sai perdendo: médicos, pacientes e operadoras. A saúde do sistema estará em sério risco se a maneira de trabalhar e ser remunerado não for mais racional.

MERCADO DA SAÚDE

"O contraste dos interesses e a luta das cobiças obrigam a gente a não estender ao mundo as revelações que faz à consciência."

MEMÓRIAS PÓSTUMAS DE BRÁS CUBAS

Mercado é um lugar onde negociantes expõem e vendem seus produtos, e, de fato, a saúde passou a ser vendida como bem de consumo. O grande capital chegou de vez à medicina, especialmente nos maiores centros. Investidores descobriram o "mercado da saúde" e têm despejado muito dinheiro para adquirir hospitais, clínicas e laboratórios.

Tratamentos são glamourizados em "hospitais boutique", que, dentre outros aparatos vip, já oferecem lençóis de quatrocentos fios, concierge e cardápios assinados por chefs. Adoecer deve ser uma experiência a ser vivida com sofisticação. Ao modelo empresarial, essa experiência é medida por métricas como o *Net Promoter Score* (NPS), que avalia a probabilidade de o paciente recomendar o produto ou a empresa a um conhecido.

Mas a pergunta é: o mercado é da saúde ou é da doença? Porque investidores querem lucro, e, sem dúvida, o que dá lucro é o espiral da doença. Sendo assim, é preciso incrementar as linhas de produção de doença, e isso inclui estabelecer aparato e ritmo de trabalho industriais.

Um dos modelos clássicos de produção industrial, o "fordismo", surgiu nos anos 1920 e foi aperfeiçoado pelo "toyotismo", nos anos 1970. Ambos buscavam o máximo de produtividade, sendo o segundo mais especializado e adaptado às demandas do mercado.

Na medicina, essa engrenagem é conhecida como *disease mongering* ou fábrica de doenças – esse termo foi cunhado em 2002 por Ray Moynihan, Iona Heath e David Henry, na publicação "Selling sickness: the pharmaceutical industry and disease mongering" ("Comercializando doenças: a indústria farmacêutica e a expansão do adoecimento"), no *British Medical Journal*. Se o lucro vem da doença, é preciso utilizar todo o aparato tecnológico disponível para procurá-la, encontrá-la e tratá-la obstinadamente, porque lucra-se em todas as etapas. Se não for possível encontrá-la, pode-se criá-la. Para tal, o grande recurso é a já citada "supervalorização do nada", em que mínimos achados de exames laboratoriais e de imagem são alçados à condição de doença. É evidente que essa engrenagem se utiliza de combustíveis fundamentais: a hipocondria social, o pavor da morte e a cancerofobia.

Dentre todas as linhas de produção médica, cada qual na sua esteira especializada, uma se destaca mais do que todas: a **indústria do câncer**. No ritmo atual, é razoável pensar que todos os recursos do sistema de saúde acabarão drenados para o oceano da oncologia. É inegável que as novas "terapias-alvo" e as imunoterapias representam um avanço admirável e são capazes de mudar a história de alguns tipos de câncer, mas também é certo que seu custo é inatingível para grande parte dos sistemas de saúde, e diversas drogas que surgem, cada qual à procura da sua doença, demonstram resultados pífios e têm custo-benefício injustificável.

Nunca se gastou tanto para se debater contra a morte, mas a expectativa irracional por milagres químicos alimenta o negócio oncológico. Uma situação tosca ocorrida no Brasil, que ilustra o quão insana pode ser essa expectativa, foi a autorização dada pelo governo em 2016 para produzir e distribuir a famigerada fosfoetanolamina, que na época ganhou o imaginário popular como a "pílula do câncer" –

qualquer que fosse o tumor, ela trataria... Esse caso revela como o pavor do câncer pode ser maior até do que outros sentimentos exacerbados: o projeto de lei que a autorizou foi proposto pelo então deputado Jair Bolsonaro, e a sua aprovação foi feita pela então presidente Dilma Rousseff. Pelo menos a justiça a desautorizou, depois que estudos feitos pela Universidade de São Paulo (USP) demonstraram sua irrelevância.

Um exemplo extremo da mercantilização da saúde anda sendo defendido em nome da liberdade individual: a venda de plasma. No Brasil isso foi permitido até 1988, quando a nova constituição proibiu. Agora, um projeto de emenda à constituição tramita no Congresso Nacional para que os cidadãos brasileiros restaurem esse direito.

O plasma é a parte líquida do sangue, depurada dos glóbulos vermelhos, brancos e plaquetas. É rico em proteínas e anticorpos e interessa por demais à indústria farmacêutica, ávida para a produção de novos medicamentos imunoterápicos, em um mercado que pretende movimentar dez bilhões de reais por ano só na América Latina.

O argumento é o do liberalismo radical, afinal, "o sangue é meu, e eu faço o que quiser com ele". Certamente será um mercado competitivo, e a livre concorrência há de encontrar uma maneira de valorizar a meritocracia dos que têm um "sangue de qualidade superior". Os doadores de sangue, esses solidários que hoje agem movidos só por compaixão, verão seus sentimentos nobres desafiados pelos cifrões.

Não há limites para a voracidade do mercado. Depois de vender o sangue, o propósito seguinte deve ser comercializar órgãos: quanto vai custar um rim?

Filosoficamente, ser livre é não se deixar escravizar, pelos impulsos, pelos vícios e pelos desejos. Que liberdade é essa proclamada pelos arautos do liberalismo econômico radical que agem como escravos convictos do grande capital?

Outro setor particularmente lucrativo é o **mercado das ilusões**, especialmente presente nas redes sociais, onde pratica-se explicitamente o ilusionismo. É um mercado pujante, porque há cada vez mais consumidores ávidos por comprar alguma ilusão e, consequentemente, cada vez mais mercadores a oferecê-las.

Esses mercadores praticam a modalidade do "sofisma digital" e travestem-se com uma plumagem científica para camuflar sua real intenção. Naturalmente, eles se arvoram em torno do terreno da estética, onde florescem fetiches sem fim. Ali vendem-se intervenções transformadoras e suplementos de toda ordem, incluindo um amplo cardápio hormonal. Machado de Assis diria que são "aparências rutilantes sobre alicerces de areia".

O problema é que esse brilho ilusório acaba por minar as convicções dos jovens médicos verdadeiros, que se sentem ultrajados por tanta ostentação e se põem em dúvida sobre qual o melhor caminho a seguir, afinal, é grande o apelo por trilhar um rumo menos custoso e de ganhos mais fáceis.

Me contraria especialmente a apropriação de uma expressão tão virtuosa, que é a "medicina integrativa". Ora, a boa medicina exige mesmo integrar saberes variados das fontes científicas e filosóficas, e espera-se muito que o médico seja um profissional de largo olhar. Mas a "medicina integrativa" que é vendida a preço de ouro nas bancas do mercado das ilusões integra mesmo é enganação e sofisticação. Até cardápios de soros restauradores, uma espécie de "saúde a la carte", são oferecidos em clínicas pomposas, de decoração impecável. Aqui cabe lembrar mais um aforismo machadiano, cada vez mais atual: "A futilidade é a alma da sociedade. Quem não é fútil não é social".

Tentando conter a sandice hormonal, as Sociedades Brasileiras de Cardiologia, Medicina do Esporte, Endocrinologia, Urologia e Ginecologia-Obstetrícia emitiram nota conjunta no dia 23 de março de 2023 cobrando uma regulamentação urgente do Conselho Federal de Medicina (CFM) sobre a prescrição de esteroides anabolizantes para fins de estética e performance. A nota alertava sobre as crescentes complicações relacionadas ao uso indevido de hormônios e à disseminação de postagens ilusórias e inconsequentes sobre o tema nas redes sociais. Logo em seguida, o CFM atendeu à demanda e vedou a prescrição dessas terapias com propósito estético e de desempenho esportivo. A despeito disso, as "bombas hormonais" correm soltas, traficadas e receitadas.

Homens com pretensão de se tornarem cavalos são conhecidos há muito tempo nas academias de musculação, mas chama atenção o fato mais recente da "feminilidade testosterônica". Mulheres cada vez mais jovens submetem-se a suplementações e implantes de chips hormonais turbinados por esteroides anabolizantes, num pacote ilusório que promete músculos, vitalidade e libido. Será que a mulher contemporânea, para se manter forte e sustentar tantas conquistas, tem mesmo de se masculinizar?

Um artifício bem conhecido da *disease mongering* é a ampliação dos conceitos de doença. É fácil aumentar o contingente de "doentes", por exemplo, reduzindo as metas desejáveis para os níveis de pressão arterial ou os valores sanguíneos de glicose e colesterol. Uma redução de poucas unidades representa milhões de prescrições a mais. Hoje, no ritmo de metas proposto, parece que vai ser impossível para um ser humano, a partir de um certo momento, viver sem tomar diariamente a sua estatina, seu anti-hipertensivo e seu hipoglicemiante.

Outra situação corriqueira é afrouxar critérios para firmar certos diagnósticos, como acontece, por exemplo, com transtorno de déficit de atenção e hiperatividade (TDAH), que se tornou quase onipresente. Formalizado um diagnóstico concreto e rotulada a pessoa, abre-se o cardápio de anfetaminas diversas que garantirão a química necessária para o desempenho máximo da mente, tal como fazia Hitler ao turbinar seus soldados com "Pervitim"...

INTEGRIDADE DA CIÊNCIA

"Ninguém se fie da felicidade presente; há nela uma gota da baba de Caim."

MEMÓRIAS PÓSTUMAS DE BRÁS CUBAS

Medicina não é propriamente ciência, ela é muito mais, porque a sua boa prática requer do médico uma cesta de predicados que ele não adquire no balcão científico: sensibilidade, espírito humanitário, empatia, compaixão. Mas a ciência é, sim, a grande ferramenta que a medicina dispõe para gerar conhecimento racional, capaz de balizar suas condutas. Para tal, há que se contar com uma produção científica que provenha de fontes confiáveis e eticamente rigorosas. Durante a pandemia de covid-19, a discussão sobre a credibilidade da ciência saltou os muros acadêmicos e chegou à grande mídia, depois que revistas médicas muito importantes saíram em busca desenfreada para publicar artigos sobre o tema, alguns dos quais não se mostrando confiáveis. Determinadas revistas até se autocensuraram e excluíram publicações, como foi o caso da *Lancet* em 2020, publicação com o terceiro maior fator de impacto do mundo ("Retraction - Hydroxychloroquine or chloroquine with or without a macrolide for treatment of COVID-19: a multinational registry analysis" – "Retratação – Hidroxicloroquina ou cloroquina com ou sem macrolídeo para tratamento da covid-19: uma análise de registros multinacionais"). Logo depois, a revista com o segundo maior fator de impacto, a *New England Journal of Medicine*, também se retratou e excluiu uma publicação feita a partir de uma base de dados inconsistente e não auditável ("Retraction: Cardiovascular Disease, Drug Therapy, and Mortality in covid-19" – "Retratação: Doença cardiovascular, tratamento medicamentoso e mortalidade em covid-19"). Esses fatos trouxeram à luz uma situação muito séria, mas que é concreta para quem conhece o meio: a produção científica não é imaculada.

No fim dos anos 1980, Petr Skrabanek e James McCormick publicaram o livro *Follies and Fallacies in Medicine*, em que já denunciavam os sofismas e os desatinos que contaminavam a produção de conhecimentos médicos, incluindo o que eles chamaram de "corrupção estatística", marcada pelo uso inadequado de certos recursos para dar significância ao insignificante. Esse livro clássico foi objeto de análise pelo professor emérito da Imperial College London, Philip Steer, em uma publicação no *British Medical Journal* em 2008 ("Medical classics: Follies and Fallacies in Medicine" - "Clássicos médicos: desatinos e falácias em medicina"). Dentre vários aspectos, ele ressalta o perigo que representam os "médicos convictos", avessos às incertezas, que interpretam cegamente os números estatísticos. Ao final, o ilustre professor recomenda que esse livro devesse ser leitura anual obrigatória de todo médico consciente.

Marcia Angell, professora de Harvard e primeira mulher a ocupar, em 1999, o posto de editora-chefe do *New England Journal of Medicine*, publicou em 2009 um artigo na revista *The New York Review of Books* com o título "Drug Companies & Doctors: A Story of Corruption" ("Médicos e indústria farmacêutica: uma história de corrupção"). Ela diz que simplesmente não é mais possível acreditar em grande parte da pesquisa clínica publicada ou confiar em *guidelines* médicos oficiais: "não tenho nenhum prazer nesta conclusão a que cheguei lenta e relutantemente ao longo das minhas duas décadas como editora do *The New England Journal of Medicine*".

Na mesma linha, Antonio Sitges-Serra, que foi cirurgião-chefe no Hospital Del Mar e professor da Universidade Autônoma de Barcelona, dedicou um capítulo do seu livro *Si puede, no vaya al medico* ao tema "la medicina académica amenazada". Ele alerta para o que chama de "corrupção alfa" e o quanto os artefatos matemáticos podem moldar as conclusões de um trabalho científico ao gosto de interesses determinantes.

A própria maneira de apresentar a conclusão de um trabalho científico pode ter grande impacto na percepção do médico que o lê.

Em outubro de 2022, um grupo de pesquisadores capitaneado pelo norueguês Michael Bretthauer publicou um grande estudo multicêntrico, o "Effect of Colonoscopy Screening on Risks of Colorectal Cancer and Related Death" ("Impacto da colonoscopia no rastreamento do carcinoma colorretal e mortalidade relacionada"), para avaliar o impacto da realização de colonoscopias para rastrear pólipos e prevenir câncer de cólon. Os números finais mostraram que a incidência de câncer colorretal caiu de 1,22% para 0,84%, e a mortalidade pela doença, de 0,3% para 0,15% no grupo que fez a colonoscopia de rastreio. Apresentados desse modo absoluto, os números parecem pouco impactantes, sobretudo para quem está habituado a conviver com certos riscos, como caminhar pelas ruas e dirigir automóveis nas estradas do Brasil... No entanto, quando se diz que realizar a colonoscopia a cada dez anos reduz o risco de câncer em 30%, e a mortalidade pelo câncer em 50%, o impacto é muito maior. É verdadeiro, sim, e produz o brilho desejado. É muitas vezes com base em miragens estatísticas como essa que são propostos os onipresentes *guidelines*.

Guidelines são orientações gerais construídas por sociedades de especialidade médica para normatizar a condução de doenças específicas, tanto para diagnóstico quanto para tratamento.

Se for para definir a medicina contemporânea em uma única expressão, ela seria a "medicina *guideline*". Difundindo-se pelo fértil campo digital, o *guideline* passou a ser o GPS da medicina, seguido como um roteiro de precisão absoluta. Essa atitude autômata, que não é regra apenas entre jovens médicos, é um desestímulo ao raciocínio clínico.

Costumo dizer que o *guideline* é uma boa bússola, jamais um mapa pronto. O médico não pode abrir mão da sua prerrogativa de raciocinar a partir da semiologia e adaptar cada *guideline* a cada circunstância clínica, não o contrário. Afinal, como já pregava Hipócrates, "as doenças são iguais, mas os doentes são diferentes".

O problema é que os *guidelines* muitas vezes baseiam-se em evidências científicas inconsistentes e podem ser muito contaminados por conflitos de interesse. São úteis, sim, mas os caminhos da medicina nunca estarão todos prontos, pavimentados e sinalizados. Raciocinar e individualizar será sempre preciso. Já que Hipócrates foi lembrado, cabe destacar seu primeiro aforismo:

> A vida é curta, a arte é longa, a ocasião, fugidia, a experiência, falaz, o julgamento, difícil. O médico deve estar pronto, não apenas para cumprir o seu dever clínico, mas também para assegurar a cooperação do doente, dos assistentes e o controle dos fatores externos.

Um aspecto recente que se soma à discussão sobre a credibilidade da ciência é a utilização da inteligência artificial (IA) para a produção de artigos científicos.

Sobre esse tema, Martin Mayovsky e quatro coautores publicaram no *Journal of Medical Internet Research* em 2023 o artigo "Artificial Intelligence can generate fraudulent but authentic-looking scientific medical articles" ("Inteligência Artificial pode gerar artigo médico fraudulento de aspecto autêntico") e alertaram sobre o que eles chamaram de "a nova caixa de Pandora" que a humanidade recebe...

Eles utilizaram o ChatGPT para criar um artigo fraudulento na área de neurocirurgia e o submeteram à revisão de *experts* em neurocirurgia, psiquiatria e estatística. O estudo demonstrou que o modelo de linguagem de IA pode criar um artigo fraudulento altamente convincente, quase indistinto de um genuíno. Certamente, o trabalho de revisão pelos pares, a *peer review*, feito pelas boas revistas médicas, terá de ser ainda mais detalhista e rigoroso.

Até aqui este livro deu pouco destaque ao papel da **indústria farmacêutica** como geradora de medicina excessiva, mas preferi citá-la nesta seção, que trata da integridade científica, porque é nessa seara que ela hoje prefere atuar.

Antigas ações para cooptação de médicos através de brindes, viagens e outros mimos foram bem contidas pelas normatizações de agências sanitárias. Não que ainda não existam, afinal, os *"opinion leaders"*, geralmente médicos muito conceituados, são mapeados e frequentemente agraciados com a benesse de frequentar gratuitamente congressos e eventos de cunho científico. Na mesma linha, contratam-se palestrantes muito respeitáveis, os *speakers* oficiais, que passam a ter o desafio ético de preservar sua integridade diante de um conflito de interesses muito evidente.

Os maiores congressos médicos tornaram-se verdadeiras feiras da indústria farmacêutica. Ela os patrocina, assim como patrocina as sociedades médicas de especialidades, responsáveis pelos *guidelines*. Aqui também o conflito de interesse é muito explícito, e é notável como a indústria desenvolve técnicas cada vez mais eficazes para cooptar a mente de jovens médicos, ainda durante a residência.

Seus representantes são exímios encantadores e nunca se despem da sua roupagem científica.

Mas o grande pilar da atividade da indústria farmacêutica na medicina contemporânea é o financiamento da produção científica acadêmica, que é cada vez mais seletiva, sujeita a corrupções estatísticas e contaminada por conflitos de interesse.

Richard Smith, editor por vinte anos do *British Medical Journal*, escreveu o livro *The Trouble with Medical Journals* ("O problema com os jornais médicos"), que fala sobre os conflitos éticos em torno das publicações e como evitar que as revistas médicas sejam uma extensão dos departamentos de marketing da indústria farmacêutica.

Jerome Kassirer, que foi editor-chefe do *New England Journal of Medicine*, também publicou um livro, *On the Take: How Medicine's Complicity with Big Business Can Endanger Your Health* ("Em ação: como a cumplicidade da medicina com as grandes empresas pode pôr em risco a sua saúde"), em que trata da epidemia de ganância que contaminou a relação entre a medicina e a indústria farmacêutica.

Logo depois de ganhar o prêmio Nobel de Medicina em 2013, o pesquisador Randy Schekman publicou o artigo "How journals like Nature, Cell and Science are damaging science" ("Como jornais como Nature, Cell e Science estão degradando a ciência") no jornal *The Guardian*, no qual fez duras críticas aos critérios adotados pelas "revistas científicas de luxo" e propôs um boicote a três das mais prestigiosas, *Nature*, *Cell* e *Science*, por considerar que elas distorcem o processo científico e representam uma tirania.

Uma vez que as grandes revistas passaram a ser cada vez mais um portfólio da indústria farmacêutica, criou-se uma boa expectativa com a chegada das novas revistas de acesso aberto, mas hoje várias delas já são conhecidas como "*predatory journals*", tamanha a sua falta de critério para publicar. Quem estiver disposto a pagar caro tem acesso aberto para publicar o seu estudo, por mais irrelevante e inconsistente que seja. A literatura médica transformou-se em uma barafunda, em que é possível encontrar argumentos para justificar até o injustificável. De formas distintas, tudo é negócio.

As conclusões de um estudo devem se fundamentar na metodologia empregada e no delineamento correto, capaz de permitir uma análise sem vieses. Se as conclusões não são confiáveis e não reprodutíveis por causa de uma metodologia inadequada, o estudo não será clinicamente útil. Pior: poderá ser danoso, pois conclusões incorretas impactam negativamente a tomada de decisão.

Nesse cenário, a capacidade de avaliar e julgar estudos científicos com embasamento técnico e senso crítico passou a ser mais um requisito essencial do médico contemporâneo, porque é certo que existem, sim, estudos bem conduzidos e confiáveis. O desafio é pinçar esse trigo em meio a tanto joio.

MEDICINA DEFENSIVA

*"Redemoinho: o senhor sabe,
a briga dos ventos."*

GRANDE SERTÃO: VEREDAS

A relação médico-paciente é um desafio de comunicação empática que requer confiança mútua e cumplicidade.

A empatia é uma capacidade mental que vai além da simpatia e permite aos envolvidos compreenderem bem as expectativas geradas por aquele encontro, de lado a lado. Ao bom médico cabe ir além e exercitar a compaixão, que, conceitualmente, não é dó nem piedade, mas um estádio evoluído da mente em que se encontra prazer ao aliviar o sofrimento de alguém.

O Código de Ética Médica se alicerça sobre a deontologia, que determina o dever moral da verdade como meio para alcançar qualquer fim. Portanto, uma relação médico-paciente saudável deve pautar-se sempre pela verdade. Isso implica, sobretudo em situações críticas, gastar muito tempo com explicações e ponderações, para que a balança dos riscos e benefícios de cada procedimento seja bem equilibrada, permitindo uma decisão compartilhada e racional. É fundamental deixar claro que todo procedimento médico, por mais simples que seja, não é isento de riscos. Existem instrumentos objetivos para análise de risco, assim como existem os termos de consentimento, mas é preciso ir além deles, mostrando ao paciente que nenhum médico tem condição de propor sucesso absoluto e risco nulo. As incertezas permeiam a medicina, que age com base em probabilidades. Tal como na vida, toda escolha implica assumir riscos para obter ganhos. É dessa forma que se cria a cumplicidade, tão fundamental para uma relação saudável.

O problema é que, em situações muito graves, a depender da estrutura do paciente e da sua família, ser verdadeiro pode parecer ser cruel. Por isso, o médico nunca pode perder sua postura humanista para que a verdade, ainda que dolorosa, não seja nunca afrontosa. A comunicação de notícias difíceis é um grande desafio para médicos que lidam com pacientes graves, especialmente nos hospitais, e, muitas vezes, o paciente e a família preferem uma postura "maquiavélica".

Ser maquiavélico não significa ser mau. Maquiavel teorizou sobre as relações de poder e propôs uma ética em que certos fins justificam certos meios. Essa ética é do campo da teleologia e, na medicina, ela implica admitir a inverdade com o propósito de amenizar o sofrimento do paciente. Isso é especialmente presente nas situações em que a doença envolvida é um câncer, porque a combinação da cancerofobia com o pavor da morte aguça por demais os sentimentos envolvidos.

É tormentosa a fronteira médico-jurídica, e é crescente o número de processos tramitando nessa área, especialmente nos tribunais estaduais. Além das querelas envolvendo médicos, pacientes e instituições de saúde, há também as muitas ingerências jurídicas para a disponibilização de tratamentos de exceção, não previstos pelo SUS e pela Agência Nacional de Saúde Suplementar. Parcela cada vez maior do orçamento do sistema público e suplementar é destinada para custear essa "judicialização da saúde". Tratamentos de custo altíssimo e muitas vezes sem base sólida de evidência científica vêm sendo autorizados. O problema é que o financiamento do sistema de saúde é finito e grandes montantes destinados a casos individuais certamente farão falta à coletividade.

Nesse ambiente complexo e nebuloso, o médico recorre cada vez mais a exames para se proteger. Essa atitude é puramente intuitiva, porque não é se escondendo atrás de um monte deles que ele se protege. Isso é bem estabelecido pela ciência jurídica.

A verdadeira medicina defensiva baseia-se na boa comunicação, na cumplicidade e também na boa documentação que o médico deve gerar, especialmente prontuários bem informativos. Hoje, na era dos prontuários eletrônicos, passou-se a conviver com prontuários absolutamente poluídos, fruto do hábito preguiçoso do "copia e cola". Desvirtuou-se o conceito de "evolução", que presume movimento em harmonia, e não uma repetição incessante de dados, muitas vezes desatualizados. É urgente conscientizar os jovens médicos sobre a necessidade de despoluir os prontuários e entender que a boa comunicação exige capacidade de síntese e precisa ser desenvolvida permanentemente. Prontuários limpos, com informações essenciais bem sintetizadas, são instrumentos de proteção muito mais efetivos do que uma pilha de exames desnecessários.

As palavras, por sua relevância e seu impacto, sejam ditas ou escritas, merecem ser tratadas com todo apreço e não podem ser desperdiçadas. Inspirado em Pablo Neruda, digo que é preciso cuidá-las e apará-las. Os que ora vêm assaltar a medicina, que ao menos nos deixem as palavras!

FORMAÇÃO MÉDICA

"E contudo era eu, nesse tempo, um fiel compêndio de trivialidade e presunção."

MEMÓRIAS PÓSTUMAS DE BRÁS CUBAS

Segundo o cadastro do Ministério da Educação (MEC), o Brasil tem hoje 389 faculdades de medicina, um número inferior apenas ao da Índia, que tem quatrocentas – e uma população seis vezes maior que a brasileira. Os Estados Unidos, por exemplo, têm 184 faculdades; e a China, 158.

A moratória de cinco anos editada pelo governo federal em 2018 não foi suficiente para conter a sanha, e 75 novas faculdades de medicina foram abertas desde então. Segundo o CFM, essas novas escolas foram abertas em setenta municípios brasileiros, e quase metade dos cursos estão em cidades onde não há equipes de saúde da família suficientes para absorver os estudantes, 87% não oferecem no município-sede ao menos cinco leitos públicos de internação hospitalar por aluno e 90% dos municípios não possuem um hospital de ensino. Não bastasse, em outubro de 2023, o MEC autorizou a abertura de mais 95 faculdades...

Nos últimos 25 anos, o país passou de 85 para 389 faculdades, um acréscimo de 458%, infinitamente maior que o crescimento populacional. Das 389 faculdades de medicina brasileiras, 268 são privadas e 121 são públicas. Há 40.306 vagas disponíveis, 30.660 privadas e 9.646 públicas.

Segundo o estudo do CFM, *Demografia médica 2023*, somos 546 mil médicos ativos no Brasil. Isso representa uma proporção de 2,56 médicos/1.000 habitantes, que é um índice semelhante ao dos Estados Unidos, do Canadá e do Japão. No ritmo atual, a expectativa é que em cinco anos esse índice ultrapasse 3,3/1.000, superando os países com maior proporção de médicos no mundo: Nova Zelândia, Irlanda e Israel.

Esses números, embora um tanto cansativos, são necessários para ilustrar nossa realidade atual: o ensino médico tornou-se um negócio de grandes proporções. O mesmo "grande capital" que tomou de assalto o "mercado da saúde" assumiu também a formação dos jovens trabalhadores que atenderão a esse mercado. Faz parte do projeto de qualquer negócio lucrativo dispor de mão de obra farta e barata, ainda que mal qualificada.

Naturalmente, o perfil desejado não é o de um médico reflexivo, com conhecimento largo, senso crítico aguçado, disposto a trabalhar com convicção e idealismo, mas de um tecnicista autômato, que se adapta melhor às linhas de produção da medicina mercantil.

O tecnicismo passou a ser o novo paradigma da formação médica, e cada vez mais são produzidas "unidades biopsicológicas móveis, portadoras de conhecimentos especializados, que vendem serviços", resgatando as palavras do saudoso pensador Rubem Alves.

As faculdades tornaram-se extensão dos colégios, e grande parte dos alunos chega ao fim do curso sem noção da postura que se espera de alguém que vai exercer uma profissão tão nobre.

Segundo Jorge Paprocki, que foi um grande expoente da psiquiatria brasileira e presidente da Academia Mineira de Medicina,

> durante o curso os alunos adquirem, presumivelmente, excelentes conhecimentos médicos, bom adestramento técnico e noções de ética. As faculdades de medicina somente oferecem ensino profissionalizante e não propiciam um aculturamento amplo, tampouco noções de postura e comportamento. Se o estudante não foi

bem orientado por seus pais e outros mentores quando criança e adolescente, provavelmente permanecerá como entrou na faculdade, isto é, habitualmente primário e inculto, ainda que com excelente qualificação profissional.

Essa fala, em nada extemporânea, demonstra o quanto a graduação médica se assemelha mais a curso técnico do que a ensino superior.

As deficiências pedagógicas costumam ser camufladas pelo glamour crescente das tantas festas que acontecem ao longo do curso, culminando com a apoteose da formatura, momento em que as famílias se inebriam, tanto pelo orgulho de ver o filho finalmente médico quanto pelo alívio de ficar livre das mensalidades escorchantes.

Agora, todos serão "doutores", e espera-se que façam jus ao título.

A origem desse título remonta à baixa Idade Média, quando começaram a surgir as primeiras universidades no mundo ocidental. A faculdade de medicina em atividade mais antiga é a da Universidade de Montpellier, na França, fundada no início do século XIII. Antes dela houve a Escola de Salerno, na Itália, mas ela não existe mais.

Os frequentadores das primeiras universidades eram poucos, e o seu empenho pela busca do conhecimento em um mundo tão iletrado os fez reconhecidos como "doutores". Isso porque, douto é "alguém instruído e culto". Como direito e medicina estão entre as primeiras cátedras, seus egressos passaram a ser reconhecidos pela sociedade como doutores. Portanto, o título de doutor dado aos médicos é uma tradição que vem de longe e não tem nenhuma relação com titulação acadêmica, que é algo do século XX.

Hoje, mestrado e doutorado são indispensáveis para médicos que pretendem seguir carreira acadêmica e são também instrumentos importantes para aquisição de conhecimento profundo em áreas específicas, mas não têm o propósito de preparar o médico para a assistência aos pacientes. Tomara que os médicos busquem sempre ser doutos e que a sociedade, que um dia lhes deu o título de doutor, não queira tomá-lo de volta.

Às vezes me pergunto se minha cobrança por mais maturidade do estudante e do jovem médico não é exagerada. Será que a minha geração se formava mesmo mais madura, ou também éramos colegiais tardios e o nosso olhar é que se transformou ao longo da jornada?

Talvez seja isso mesmo, mas algumas constatações me parecem concretas: uma delas é que havia mais resiliência e suportavam-se melhor as durezas que o caminho da medicina sempre impôs. Outra é que nosso apetite de aprendiz era muito mais voraz, talvez por não vivermos em um mundo tão entulhado de informações. A avalanche atual de informações acaba gerando um estudante mais ansioso, impaciente e angustiado.

O filósofo sul-coreano Byung-Chul Han, em seu livro *Sociedade do cansaço*, pondera que o excesso de estímulos, informações e impulsos fragmenta e destrói a atenção. A mente hiperativa não representa nenhum progresso civilizatório, ao contrário, se assemelha mais à mente dos animais selvagens, sempre alerta, rasa e incapaz de se aprofundar. Informação gera opinião, e opiniões costumam se travestir de certezas. Mas o que gera conhecimento é razão, e a construção racional do conhecimento exige empenho, curiosidade, paciência e humildade para assumir as tantas incertezas, da medicina e da vida. Definitivamente, informação não é conhecimento.

É certo que sempre haverá os bons, aqueles que são de fato da medicina e têm compromisso com ela, mas esses andam cada vez mais diluídos em um caldo de mediocridade. Também é certo que existem escolas de alto nível, bem estruturadas e compromissadas com a boa formação, mas, no geral, é nebuloso o horizonte que se apresenta.

Os Estados Unidos viveram esse momento de abundância de faculdades de medicina no início do século XX. Foi aí que a Fundação Carnegie, criada em 1902 para fomentar atividades científicas, encomendou o famoso relatório publicado por Abraham Flexner em 1910. Flexner visitou todas as escolas de medicina norte-americanas para avaliar a qualidade do ensino, concluiu que muitas eram inadequadas e propôs uma série de reformas, incluindo a normatização do currículo e a adoção de padrões mais rigorosos para admissão e graduação. Como resultado, muitas escolas foram fechadas ou fundidas, e o número de médicos formados anualmente diminuiu drasticamente. Essa atitude foi essencial para alavancar a medicina estadunidense, que assumiu papel de protagonista mundial nas décadas seguintes. Entre nós fica uma expectativa: será que algum dia teremos nosso "Relatório Flexner" ou as pretensões mercantis do grande capital vão continuar se sobrepondo aos interesses acadêmicos?

Muito eloquente é o fato de que, embora exista um crescimento exponencial dos formandos, não se vê o aumento esperado da procura por vagas de residência médica credenciadas pelo MEC, ao contrário, muitas têm ficado desocupadas Brasil afora.

A residência é fundamental para a formação do médico. É uma fase de transição entre a vida colegial e a profissional, em que se aprende muito trabalhando sob supervisão. Vivenciar, discutir, fazer e ensinar – todas essas etapas, fundamentais para consolidar o conhecimento, são possíveis em uma boa residência, em um ambiente estimulante de estudo aplicado à prática. Também é o momento ideal para o jovem entender que o bom especialista simplifica, assim como o bom preceptor também transmite seu conhecimento de modo simples e organizado. Ao final do período mínimo, que é de dois anos, percebem-se grandes evoluções, e o brilho daqueles que vão se destacar na medicina fica muito nítido.

Mas a residência é também um período duro, com sessenta horas semanais de dedicação, pouco ganho financeiro e muitas cobranças. Cada vez mais apresentam-se alternativas menos custosas para os jovens recém-formados: cursos de fim de semana, "especializações" não credenciadas e o famigerado "mercado das ilusões". Há pouco tempo eu ouvi de um aluno: "Hoje só faz residência quem é ruim de Instagram". É triste, mas é uma fala muito emblemática.

Um outro aspecto que vale destacar é o desaparecimento dos livros e, com eles, do hábito de ler. Os livros, que foram as grandes referências para o estudo médico até vinte anos atrás, acabaram queimados pela fogueira digital. Os adeptos da religião tecnocientífica reproduziram o ato dos religiosos medievais, e a consequência foi a geração de um conhecimento médico de alicerce frágil, poroso e fragmentado.

É certo que as plataformas digitais de estudo e pesquisa agregaram grande valor e facilitaram muito a vida do estudante e do médico, mas o tipo de informação que se busca nessas fontes tem o papel muito mais de refinar um conhecimento já embasado. Falta cuidar melhor do alicerce, incluindo conceitos que vão além do tecnicismo – ética, filosofia, história, literatura, humanidades – para edificar uma medicina mais consistente.

MOVIMENTOS DE RESISTÊNCIA

> *"Fui aprendendo a achar graça no desassossego. Aprendi a medir a noite em meus dedos. Achei que em qualquer hora eu podia ter coragem."*
>
> GRANDE SERTÃO: VEREDAS

As consequências desastrosas que a falta de acesso à medicina traz para as pessoas são por demais conhecidas. É certo que a qualidade da saúde e a expectativa de vida de uma população são muito influenciadas pela riqueza do país, aferida pelo produto interno bruto (PIB), além do volume de investimentos que é feito no sistema de saúde. Mas muito dinheiro não basta se a medicina não for praticada de forma racional.

Vejamos uma comparação, baseada em dados do site *Our World in Data*, entre dois países vizinhos, ricos e com índices de desenvolvimento humano (IDH) equivalentes – 0,92. Em paralelo aos dados de Estados Unidos e Canadá, vejamos os dados brasileiros.

Com base na metodologia do Fundo Monetário Internacional (FMI), os Estados Unidos tinham, ao final de 2021, o maior PIB do mundo (23 trilhões de dólares). O Canadá, com dois trilhões, era o nono, e o Brasil, com 1,65 trilhão, o 12º.

O gasto dos Estados Unidos com a saúde era de 15,95% desse gigantesco PIB, enquanto no Canadá era de 9,7%, e no Brasil era de 3,43%.

Isso significa dizer que o gasto *per capita* dos Estados Unidos com o sistema de saúde é o dobro do Canadá e 20 vezes maior que o Brasil.

Vejamos agora alguns indicadores da qualidade da saúde nesses países, também com dados do *Our World in Data*, anualizados ao final de 2021.

Na pandemia de covid-19, a taxa de mortalidade pela doença foi de 3.384 por milhão de habitantes nos Estados Unidos, pouco superior à do Brasil, de 3.260 por milhão e 2,5 vezes maior que a do Canadá, de 1.379 por milhão.

A expectativa de vida média de quem nasceu em 2021 nos Estados Unidos era de 77,2 anos, enquanto no Canadá era de 82,7, e no Brasil, 72,8. Ressalte-se a tendência de queda na expectativa de vida do cidadão americano, que era de 79,1 anos em 2019, e do cidadão brasileiro, que era de 75,3 anos nesse mesmo ano. Evidente que a pandemia da covid-19 teve muita influência nisso, mas, mesmo com ela, o cidadão canadense ampliou a sua esperança de viver, que era de 82,4 anos em 2019. Além da pandemia, é notório o impacto que outros flagelos de saúde pública têm causado: nos Estados Unidos, a obesidade e a dependência química, especialmente a opioides; no Brasil, as mortes violentas.

Tudo isso permite afirmar que não é quem é mais rico, e sim quem gasta mais racionalmente os seus recursos, que tem saúde de melhor qualidade.

Uma publicação da *Consumer Reports* (advocacy. consumerreports.org), que é uma organização independente que representa consumidores norte-americanos, estimou em 2014 que 30% do gigantesco investimento em saúde nos Estados Unidos foi desperdiçado. Isso inclui altos custos administrativos, fraudes, preços superestimados, medicina preventiva ineficiente, serviços de má qualidade e, mais do que tudo, procedimentos médicos desnecessários.

Foi nesse contexto que vários movimentos de defesa da medicina racional surgiram mundo afora. Com mais racionalidade, os sistemas de saúde podem ser mais equilibrados e acessíveis, e, além disso, muitas vidas podem ser poupadas com o combate à "epidemia de iatrogenias".

Um desses movimentos foi o **Choosing Wisely**, nascido nos Estados Unidos, fortalecido no Canadá e reproduzido em vários países do mundo. É um movimento que propõe "escolhas sábias", buscando na literatura médica a melhor evidência científica disponível para sustentar o que fazer e o que não fazer.

O Choosing Wisely trabalha em parcerias com sociedades de especialidade em cada país e cabe a elas fazerem a sua lista de orientações sobre condutas que devem ser evitadas. Esse modelo, embora muito valioso e bem difundido, esbarra na dependência das sociedades médicas de especialidades, que em grande parte são contaminadas por conflitos de interesse que envolvem a indústria farmacêutica. No Brasil, o Choosing Wisely pode ser acessado pelo site choosingwisely.com.br.

Outro movimento muito relevante é o **Slow Medicine**, nascido na Itália sob forte influência de Marco Bobbio, autor do livro *O doente imaginado*, que faz uma crítica impactante sobre o modelo de cuidado da medicina atual.

Em seu site, slowmedicine.com.br, o movimento da Medicina sem Pressa propõe uma medicina sóbria, respeitosa e justa. Sóbria, porque fazer mais não significa fazer melhor; respeitosa, porque os valores, as expectativas e os desejos dos pacientes são pessoais e invioláveis; e justa, porque defende uma medicina de boa qualidade, que possa ser oferecida a todos.

São quatro os pilares que sustentam a Slow Medicine:

- o tempo: o tempo que o médico dedica ao seu paciente transforma-se em qualidade, na medida em que permite mais interação,

conexão e troca de informações entre os protagonistas da relação clínica;
- o compartilhamento das decisões: as decisões compartilhadas têm um papel cada vez mais relevante na atenção médica. Para tanto é necessário que o paciente e seus familiares sejam adequadamente informados acerca das decisões clínicas e das alternativas diagnósticas e terapêuticas possíveis;
- o uso parcimonioso da tecnologia: a "medicina sem pressa" absolutamente não é contrária à tecnologia. Ela propõe um uso ponderado e racional tanto das tecnologias diagnósticas e terapêuticas, quanto das novas tecnologias de informação, cujo uso excessivo pode comprometer a relação clínica;
- a relação médico-paciente: estabelecer laços sólidos e de confiança que permitam uma troca sincera e desinteressada de informações.

Há ainda congressos internacionais que disseminam informações para o enfrentamento da medicina excessiva, o mais expressivo deles é o Preventing Overdiagnosis, organizado pela Universidade de Oxford. O *British Medical Journal* patrocina o Too Much Medicine, com várias iniciativas, incluindo publicações, seminários e conferências sobre o tema. Nos Estados Unidos, o *JAMA* participa ativamente do debate por meio do Less is More, acessível pelo site jamanetwork.com.

Na mesma linha, o projeto **Pensar Medicina** surgiu em 2019 com a intenção de propor reflexões acerca do ambiente médico e das tramas existenciais, conjugando ciência, filosofia, história e literatura. Tornou-se cada vez mais um *front* de embate contra a medicina excessiva e autômata, exercida sem raciocínio e senso crítico. É um espaço aberto à saúde e à sabedoria. Pode ser acessado pelo site www.pensarmedicina.com ou no Instagram: @pensarmedicina.

OS IDOSOS E AS SIMPLICIDADES VIRTUOSAS

*"Vivendo, se aprende;
mas o que se aprende, mais, é só fazer
outras maiores perguntas."*

GRANDE SERTÃO: VEREDAS

Segundo o último Censo Demográfico do Instituto Brasileiro de Geografia e Estatística (IBGE), o total de pessoas com 65 anos ou mais no país chegou a 10,9% da população em 2022, com alta de 57,4% diante da de 2010, quando esse contingente era de 7,4% da população. Essa tendência deixa claro que idosos são muitos e serão cada vez mais. Essa população mais idosa é particularmente afetada pela medicina excessiva, seja pela sua fragilidade orgânica natural ou pela perda progressiva de autonomia.

Hoje é muito comum receber no consultório idosos que, mesmo em boas condições de saúde, são trazidos por familiares para fazer exames de rotina. Check-ups aleatórios são cada vez mais demandados, mesmo para pacientes considerados "muito idosos", acima de oitenta anos. Se na população geral essas investigações são comprovadamente irrelevantes, como já discutido neste livro, nos idosos são mais ainda.

É particularmente assustador que rastreamentos de câncer continuem sendo feitos nos muito idosos. Ora, o envelhecimento é sabidamente um fator que favorece a ocorrência de grande parte dos cânceres, só que o diagnóstico deles em idade avançada costuma não ter consequência relevante sobre a expectativa de vida, seja por seu crescimento lento, seja pela existência prévia de doenças crônicas que acabam determinando a morte.

Idosos que estão clinicamente bem não têm que procurar doença. Com a sabedoria que a vida lhes dá, é comum ouvir deles: "melhor não procurar, porque quem procura acha". É sábio, sim, porque ter um câncer descoberto em idade avançada só serve para provocar um dano emocional muito grande ao paciente e para expô-lo a intervenções agressivas, potencialmente mais danosas que a própria doença.

Outro fator potencialmente danoso à saúde dos idosos é o excesso de cuidados por parte de familiares, fruto de um apego sem medida, que só gera aflição e sofrimento. Ainda que com boa intenção, eles acabam por subtrair do idoso o que ele tem de mais vital: a autonomia. A subtração da autonomia para gerir a própria vida e tomar as próprias decisões é certeza de decadência para um idoso.

Naturalmente, essa ponderação refere-se àqueles idosos não desprovidos de sua capacidade cognitiva. Mesmo que não sejam mais plenamente independentes para realizar suas atividades cotidianas, é preciso respeitar suas decisões e seus desejos, preservando-lhes o direito de guiar a própria vida. Isso é determinante para a sua saúde mental.

Como é comum receber idosos para fazer exames sem que saibam sequer por que o fazem! "Minha filha quis", "o médico mandou". Esse tipo de atitude, além de afrontar a autonomia, os expõe a riscos desnecessários e injustificáveis.

Outro problema muito sério é a chamada "polifarmácia". Com a excessiva fragmentação da medicina em especialidades diversas, é comum que um idoso tenha vários médicos, cada um cuidando do seu "setor" e prescrevendo seus remédios. O produto desse hábito costuma ser uma lista enorme de remédios que, combinados, têm sério potencial de dano à saúde. Pior, como esses remédios costumam já estar sendo usados há muito tempo, é comum que o apego a eles seja grande, por parte do paciente e especialmente de seus familiares.

Exemplo cotidiano de efeito colateral grave causado por medicamento são as hemorragias digestivas decorrentes da prescrição de antiagregantes plaquetários e anticoagulantes, muitas vezes utilizados como prevenção primária em pacientes muito idosos. Risco alto para benefício remoto. Considerando o princípio de "mais saúde, menos remédio", o ato de "desprescrever" de forma responsável, embora difícil, é muito desejável. A medicina precisa mesmo é dar mais sossego aos idosos, porque isso, sim, lhes traz mais saúde e satisfação.

Muito tem se falado sobre as *Blue Zones*, determinadas regiões onde os habitantes vivem mais do que em qualquer outro lugar do mundo e têm a maior proporção de pessoas centenárias.

A lista das "Zonas Azuis" inclui Okinawa (Japão), região da Barbagia, na Sardenha (Itália), península de Nicoya (Costa Rica), Ikaria (Grécia) e Loma Linda (Califórnia, Estados Unidos).

Dan Buettner, jornalista da *National Geographic* e fundador do projeto Blue Zones, é autor do livro *Blue Zones: nine lessons for living longer* ("Zonas Azuis: nove lições para viver mais"). Os nove mandamentos das populações mais longevas do planeta são: movimentar-se muito; comer pouco; escolher bem os alimentos, priorizando os vegetais; ter boa rotina de sono; conhecer e respeitar os limites físicos e mentais do organismo; valorizar o descanso; cultivar a espiritualidade; ter propósito de vida, mesmo na velhice; manter relações saudáveis.

Não é por maior disponibilidade de ressonância magnética, colonoscopia, cateterismo, estatinas e rastreios multicâncer que essas comunidades têm mais saúde e vivem mais. Eles só seguem as melhores dicas da ciência: fazem o simples bem feito.

Um ótimo parâmetro para avaliar a saúde de um idoso, que costuma informar muito mais do que uma pilha de exames aleatórios, é o modo como ele anda, já que caminhar bem depende de várias capacidades combinadas: força muscular e óssea nas pernas e no tronco; senso de equilíbrio; postura; capacidade de concentração; coordenação motora; peso adequado; boa visão; boa capacidade cardiopulmonar.

Pode-se dizer que uma pessoa saudável caminha com firmeza e rapidez, já que a velocidade é um dos parâmetros essenciais para avaliar a qualidade da marcha.

Na mesma linha, são crescentes as evidências de que preservar a massa muscular dos membros inferiores é fator determinante para ampliar a longevidade e reduzir o risco futuro de demência. Sim: pernas fortes protegem da demência!

É bom lembrar as grandes síndromes geriátricas, conhecidas como "gigantes da Geriatria", os "cinco Is": insuficiência cognitiva; incontinência de esfíncteres; imobilidade; instabilidade postural; iatrogenias.

Considerando que esses são os grandes inimigos do idoso, fica claro o quanto a luta contra a sarcopenia, que é a perda progressiva de massa muscular, definitivamente é uma dessas simplicidades virtuosas de grande impacto para a saúde. Preservar massa magra, muscular e óssea, afeta diretamente todos os "Is", porque preserva ritmo metabólico e desempenho cognitivo, fortalece os esfíncteres, amplia a mobilidade, previne quedas e diminui a demanda por remédios e intervenções médicas. Investir desde cedo em exercícios de força, especialmente a musculação bem orientada, é certamente uma aplicação de rentabilidade segura. Não é mais aceitável enxergar a musculação com olhar puramente estético.

O estudo mais longevo da ciência, "Harvard Study of Adult Development" ("Estudo de Harvard sobre Desenvolvimento de Adultos"), foi conduzido desde 1938 por pesquisadores da Universidade de Harvard. Eles acompanharam, ao longo de oitenta anos, 724 homens de Boston incluídos no estudo ainda adolescentes. Enquanto viveram, foram entrevistados e examinados periodicamente, com o propósito de avaliar sua saúde e sua satisfação com a própria vida. As conclusões do estudo, relatadas por seu último coordenador, o psiquiatra Robert Waldinger, são de uma simplicidade impactante:

- não foram fama e dinheiro os determinantes de mais saúde e felicidade, mas a qualidade dos relacionamentos;
- viveram mais, foram mais saudáveis e felizes aqueles que estabeleceram relações mais profundas com família, amigos e comunidade;
- ao contrário, relações conflituosas foram tão degradantes para a saúde e geradoras de infelicidade quanto a solidão;

- os mais satisfeitos com seus relacionamentos aos cinquenta anos foram os mais saudáveis após os oitenta. Sofreram com menos dores físicas, tiveram melhor desempenho cerebral e preservaram a memória por mais tempo;
- muito mais do que parâmetros físicos e laboratoriais, os bons relacionamentos foram a principal proteção contra os efeitos deletérios do envelhecimento.

Pode-se então dizer que, com base em evidências científicas consistentes, construir relações verdadeiras é uma ótima receita para uma existência mais feliz e saudável.

É PROIBIDO MORRER

> *"A dor suspendeu por um pouco as tenazes e um sorriso alumiou o rosto da enferma, sobre o qual a morte batia sua asa eterna."*
>
> MEMÓRIAS PÓSTUMAS DE BRÁS CUBAS

Nada mais coerente do que finalizar o livro falando sobre "finitude", um tema muito caro à medicina e à filosofia; afinal, "filosofar é aprender a morrer".

Para alguns filósofos, como Cícero, nos primórdios do Império Romano, e Michel de Montaigne, no século XVI, esse propósito é a essência da filosofia. Seguramente, inspirou-os a postura de Sócrates diante da condenação à morte na Grécia Antiga. Esse momento é narrado por Platão no seu diálogo *Fédon* e mostra toda a serenidade do condenado diante do ato final, um gole de cicuta. Sua última frase, "lembrem-se de sacrificar um galo para Asclépio", é interpretada como a superação definitiva do medo da morte. Na Antiguidade, sacrificava-se um galo por Asclépio para celebrar a cura de doenças. No caso de Sócrates, curar-se do medo de morrer era a expressão máxima de uma existência filosófica, dedicada ao desapego e à libertação das tiranias materiais e sentimentais.

Dentre os tantos aspectos geradores de medicina excessiva aqui abordados, um se destaca por demais: a negação da morte.

A religião tecnocientífica estabeleceu como um dos seus dogmas cardinais que é proibido morrer e incumbiu a medicina de pô-lo em prática.

É verdade que existem mortes e mortes. Há aquelas cruéis, imprevistas e devastadoras, mas há aquelas libertadoras, que são o desfecho natural de uma existência, às vezes longa e profícua, outras vezes até curta, mas muito sofrida. A estas me refiro.

Na mitologia grega, Tânatos personifica a morte e é filho de Nix, a noite. Sim, a morte é filha da noite. As almas dos gregos mortos seriam conduzidas pelo barqueiro Caronte por um rio que as levaria ao mundo de Hades, deus dos mortos. Ali, depois de julgadas, partiriam à paz dos Campos Elísios ou ao tormento do Tártaro.

Cristãos, muçulmanos e judeus, à sua maneira, também têm seus conceitos de morte, juízo final, paraíso e inferno. Espíritas creem na reencarnação, budistas, no renascimento do espírito, e hinduístas, na transmigração das almas.

Mas há algo em comum: a crença de que a vida não se encerra no plano material, de que a evolução espiritual é permanente e de que as virtudes cultivadas no plano terreno definem o rumo da alma na eternidade universal. A consciência plena da morte é que dá real sentido à vida. Para os ateus, alma e Deus não passam de inconcretudes, mas certamente eles creem no "não sofrer" e muito o almejam.

O aspecto religioso é um dentre vários que emergem no epílogo da vida e que exigem uma abordagem muito cuidadosa do médico. Mas entender a fé apenas como uma manifestação religiosa é subestimá-la. No limiar da morte, percebe-se que a fé racional, construída a partir de uma existência verdadeira e reflexiva, fruto da evolução intelectual, mas também da perspicácia inata de pessoas até muito simplórias, costuma ser muito mais decisiva na busca por serenidade. Serenidade que é requisito fundamental para concluir a vida com dignidade; afinal, morrer é um imperativo natural e inegociável da existência. Filosoficamente, a morte é uma certeza incerta, e sua aura de mistério não permite vê-la como necessariamente má. Quando ela surge viva, só a fé verdadeira aplaca o pavor e dá coragem para seguir ao seu lado rumo ao desconhecido. Será que não pode ser bom?

A face da medicina que olha para a morte não como uma inimiga repulsiva, mas como uma senhora respeitável, é a biotanatologia, que pode ser definida como a "ciência da vida vista pela ótica da morte". Ela teve como precursoras, na década de 1960, as médicas Cicely Saunders, em Londres, e Elizabeth Kubler-Ross, em Chicago. No Brasil, um de seus pioneiros foi o cirurgião plástico Evaldo D'Assumpção, ex-presidente da Academia Mineira de Medicina. Em um dos seus livros, *Crônicas à beira-mar*, ele frisa que

> a biotanatologia, ao contrário do que muitos pensam, não é um trabalho mórbido ou depressivo, focado na morte, mas uma atividade fascinante, leve e libertadora, cujo maior objetivo é a vida, e vida em plenitude. Mais do que ameaça, a morte é uma mestra.

O Código de Ética Médica diz que "nas situações clínicas irreversíveis e terminais, o médico evitará a realização de procedimentos diagnósticos e terapêuticos desnecessários e propiciará aos pacientes sob sua atenção todos os cuidados paliativos apropriados". Sendo assim, o que justificaria a presença cada vez mais frequente de pessoas muito idosas e com doenças irreversíveis nos CTIs dos nossos hospitais?

Em abril de 2022, o professor do Instituto de Saúde Global da Duke University, Erick Filkenstein, publicou no *Journal of Pain and Symptom Management*, com outros seis colegas, o estudo "Cross Country

Comparison of Expert Assessments of the Quality of Death and Dying 2021" ("Comparação entre países, feita por especialistas, sobre a qualidade da morte e do morrer em 2021"). Eles entrevistaram 181 pesquisadores de 81 países e fizeram uma comparação, a partir da análise de treze parâmetros, com o objetivo de avaliar a "qualidade da morte e do morrer":

1. Os locais onde os pacientes são cuidados são limpos, seguros e confortáveis?
2. O paciente é capaz de ser cuidado e morrer no seu local de escolha?
3. Os profissionais de saúde assistentes fornecem tratamentos adequados para promover qualidade de vida?
4. Os profissionais de saúde apoiam as necessidades espirituais, religiosas e culturais do paciente?
5. O cuidado é bem coordenado entre os diferentes profissionais de saúde?
6. Os profissionais de saúde controlam a dor e o desconforto nos níveis desejados pelo paciente?
7. Os profissionais de saúde prestam assistência emocional ao paciente?
8. Os profissionais de saúde interagem com familiares e amigos do paciente?
9. Os profissionais de saúde ajudam o paciente com preocupações práticas não médicas?

10. Os profissionais de saúde fornecem informações claras para que os pacientes possam compartilhar as decisões?
11. Os profissionais de saúde fazem perguntas suficientes para entender as necessidades do paciente?
12. Os profissionais de saúde tratam os pacientes com gentileza e empatia?
13. O custo dos cuidados é elevado?

Ao final, foi feita uma média ponderada, e a nota variou de A a F. O Brasil ganhou nota F e posicionou-se como o terceiro pior país do mundo para se morrer, à frente apenas do Paraguai e do Líbano. No outro extremo, Reino Unido, Irlanda e Taiwan foram considerados os melhores países para se morrer.

Médicos são treinados a cuidar da vida, e essa é a essência da profissão, mas cuidar da morte e fazê-la a mais digna possível é atribuição não menos importante.

Infelizmente, o sentimento de grande parte dos médicos diante da morte é a sensação de fracasso, mas fracasso mesmo é comprometer a vida que resta por não admitir a morte. Atitudes "heroicas" no extremo da vida e a ideia de fazer "o máximo possível" costumam servir apenas para gerar mais sofrimento e adiar o inevitável, embora muitas vezes o abreviem, roubando do paciente dias cruciais.

Nossa cultura costuma dedicar à morte apenas repulsa, e, por isso, pacientes que abrem mão de tratamentos potencialmente mais sofridos do que produtivos costumam ser vistos como irracionais ou covardes, mas, convenhamos, assumir uma postura proativa e rejeitar intervenções fúteis é uma atitude muito corajosa por parte de quem vivencia esse momento extremo da vida.

Existe um preconceito grande com os cuidados paliativos, pela ideia de que eles servem apenas para pacientes na iminência de morrer, para os quais não há mais nada a fazer. Mas o preceito da medicina paliativa, na verdade, é cuidar muito bem de qualquer paciente que tenha a sua existência ameaçada por qualquer doença grave, não só o câncer. Independentemente do tempo de vida que terá, essa pessoa precisará ser cuidada integralmente e ter aliviados seus sofrimentos físicos, psíquicos e espirituais. Precisará também exercer plenamente a sua autonomia, participando das decisões sempre que possível, com base em seus valores, suas crenças e seus ideais de vida. A interação e o cuidado com os familiares é parte essencial do processo, já que as tomadas de decisão também passam por eles. Jamais impor ou delegar decisões, mas compartilhá-las, com o propósito de permitir que o paciente viva o melhor possível, enquanto vida houver. Em qualquer momento, haverá sempre muito a fazer por quem sofre com doenças graves.

Eis o lema: "mais do que dias de vida, vida aos dias". Juntos, médicos, pacientes e familiares buscando entender que há um limite entre lutar pela vida e se debater contra a morte, e que é preciso não avançá-lo.

Ademais, embora a ênfase não seja prolongar a vida, o bom cuidado paliativo pode até ampliar a sobrevivência, por evitar intervenções potencialmente danosas para os pacientes.

O campo dos cuidados paliativos, dentro desse conceito ampliado, é um território a ser ocupado na medicina atual, e as mentes mais jovens costumam ser mais permeáveis ao seu ideal. Seguir esse caminho requer forte base científica, mas também idealismo e capacidade de exercitar continuamente empatia e compaixão. O princípio da medicina paliativa é a antítese da medicina excessiva.

Na minha já longa jornada pela medicina, um dos meus atos mais relevantes foi a criação, em 2020, de um grupo de cuidados paliativos no hospital público onde sempre atuei. O ano de 2023 também foi marcante para o movimento paliativo no Brasil, tanto pela inclusão da disciplina na grade curricular obrigatória das faculdades de medicina quanto pela aprovação pelo Congresso Nacional do "Programa Nacional de Cuidados Paliativos", etapa essencial para integrá-lo como política de saúde do SUS.

Em países com sistema de saúde precário, é comum a morte ocorrer em casa, com mínimos cuidados. À medida que o país evolui, a morte é levada para o hospital. Mas, nos países que dão um passo adiante, a morte volta para casa, só que cercada de todos os cuidados necessários. Cuidar dos últimos momentos de um paciente em casa, no seu ambiente, cercado por quem lhe acompanhou na jornada, é um momento emocionalmente muito forte e que pode ter um impacto muito positivo sobre o luto familiar. Luto, aliás, que precisa ser vivido e elaborado, não primariamente medicado como doença.

A vida me deu a sorte de viver esse momento com meu pai. Mas não é fácil, porque cuidar da morte em casa requer uma estrutura que ainda é pouco disponível fora dos hospitais. O Brasil tem muito a evoluir nesse sentido, e a disseminação do ideal dos cuidados paliativos será um impulsionador.

Um aspecto importante, quando o assunto é a morte para a medicina, é diferenciar os conceitos de eutanásia, distanásia e ortotanásia.

Etimologicamente, eutanásia significa "morte sem dor". No Brasil, eutanásia é crime, seja na sua forma ativa ou passiva. Na eutanásia ativa a equipe médica induz a morte do paciente que está em sofrimento por meio da administração de alguma substância potencialmente letal. Na eutanásia passiva, também conhecida como "suicídio assistido", o paciente recebe uma cápsula que ele próprio ingere para dar fim à vida.

A distanásia, cujo significado é "afastamento da morte", é compreendida como o prolongamento da vida de modo artificial, sem perspectiva de recuperação ou cura. Hoje, um sinônimo melhor para distanásia seria "se debater contra a morte inevitável", que é o que frequentemente se vê nas enfermarias e nos CTIs dos hospitais.

Já a ortotanásia, cujo nome também vem do grego e significa "morte digna", é a decisão de não indicar, ou até de retirar sem causar sofrimento, medicações ou equipamentos que servem apenas para adiar a morte de um doente terminal. Há quem possa entender a ortotanásia como uma forma de eutanásia passiva, mas não se trata de simplesmente "desligar o paciente", mas de estabelecer limites terapêuticos, além dos quais as intervenções só geram sofrimento adicional, sem perspectiva de recuperação.

Países como Holanda, Bélgica, Luxemburgo, Canadá e Alemanha permitem a eutanásia para seus cidadãos com "doenças incuráveis e sofrimento intolerável", assim como a Espanha, que consumou 180 mortes por eutanásia no seu serviço público de saúde no primeiro ano após a legalização, em 2021. Na América Latina, a Colômbia foi o primeiro país a descriminalizar a eutanásia, em 1997, mas só em 2022 o Tribunal Constitucional chancelou a lei que agora a permite ser realizada.

A Suíça é mais permissiva e autoriza o "suicídio sob assistência médica" há mais de sessenta anos, não apenas para seus cidadãos e sem se limitar a doenças incuráveis. Isso promoveu o chamado "turismo da morte", destino de muitos endinheirados e famosos, que pagam caro para dar fim a uma vida já sem sentido.

Esse é um debate ético muito complexo, mas ele existe e não pode ser desprezado. Em consonância com o CFM, *o Pensar Medicina é contra a eutanásia, mas defende a ortotanásia com a mesma firmeza com que combate a distanásia.*

No Brasil, o CFM também admite a Diretiva Antecipada de Vontade (DAV), o chamado testamento vital. O documento estabelece a manifestação da vontade do paciente – seja de aceitação ou de recusa – sobre procedimentos, cuidados e tratamentos de saúde a que ele deseja ser submetido caso esteja com uma doença terminal.

Em seu site, o Ministério da Saúde define o testamento vital como "a voz do paciente quando ele não tiver mais voz". Não existe ainda um posicionamento jurídico consensual sobre a DAV, mas, até que isso ocorra, a resolução do CFM é uma referência a ser considerada pelas equipes médicas que cuidam de pacientes em situações extremas.

Por mais complexa que seja a abordagem da morte, especialmente em uma sociedade em que ela passou a ser tabu, conquistar o direito de vivê-la com dignidade é o ato sublime de uma existência verdadeira.

Morrer não é proibido, mas desrespeitar a morte deveria ser.

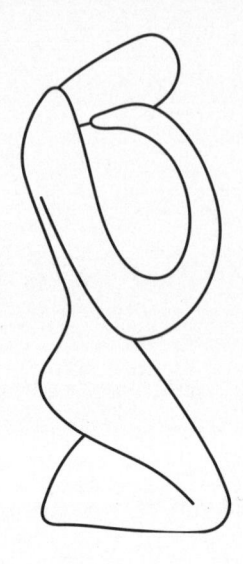

A imagem que simboliza este livro e o projeto Pensar Medicina é inspirada na escultura em madeira de um artesão anônimo que vende sua arte em alguma praia do Nordeste.

Ela remonta ao *Pensador*, de Auguste Rodin, foi esculpida com o traço do modernismo brasileiro e me foi presenteada pela família de um paciente muito especial, Sêo Tião, de quem tive a honra de cuidar até o final.

LEITURAS DE REFERÊNCIA

PRIMÓRDIOS

BRUNINI, Carlos. *Aforismos de Hipócrates*. São Paulo: Typus, 1998.

CRESCENZO, Luciano de. *História da filosofia*, v. 1-5. Rio de Janeiro: Rocco, 2002.

PORTER, Roy. *História ilustrada da medicina*. São Paulo: Thieme Revinter, 1996.

RUSSEL, Bertrand. *História da filosofia ocidental*, v. 1-3. Rio de Janeiro: Nova Fronteira, 2015.

RUSSEL, Bertrand. *História do pensamento ocidental*. Rio de Janeiro: Nova Fronteira, 2020.

MEDICINA MEDIEVAL

AL-GHAZAL, Sharif Kaf. *The origin of Bimaristans (Hospitals) in Islamic Medical History*. Manchester: Foundation for Science Technology and Civilisation, 2007.

ALVES, Manuel Valente. *A medicina islâmica medieval*. Academia Nacional de Medicina de Portugal. Gaudium Sciendi, 2017.

GORDON, Noah. *O físico: a epopeia de um médico medieval*. Rio de Janeiro: Rocco, 2018.

NOGUEIRA, Adeilson. *Avicena*. Joinville: Clube dos Autores, 2022.

PEREIRA, Rosalie Helena de Souza. *Avicena: a viagem da alma*. São Paulo: Perspectiva, 2019.

CORTAR PARA CONHECER

CHAGAS, Juarez. *História da anatomia*. Jundiaí: Paco Editorial, 2018.

VESALIUS, Andreas. *De Humani Corporis Fabrica*. CD-ROM. São Paulo: Octavo, 1998.

O SANGUE CIRCULA

REBOLLO, Regina Andrés. *William Harvey e a descoberta da circulação do sangue*. São Paulo: Unesp, 2013.

SERES HUMANOS X MICRORGANISMOS

MARTINO, José. *1348: a peste negra*. Atibaia: Excalibur, 2017.

OLIVA, Oscar René Cruz. *Louis Pasteur: el cazador de virus*. Alsina: Biblioteca del Congresso, 2020.

ROONEY, Anne. *A história do planeta Terra*. Rio de Janeiro: M. Books, 2022.

TAMES, Richard. *Louis Pasteur*. Franklin Watts Ltda., 1990.

UJVARI, Stefan Cunha. *História das epidemias*. São Paulo: Contexto, 2020.

MEDICINA CIENTÍFICA

BARRY, John M. *A grande gripe: a história da gripe espanhola, a pandemia mais mortal de todos os tempos*. Rio de Janeiro: Intrínseca, 2020.

FABIANI, Jean-Noel. *A incrível história da medicina*. Porto Alegre: L&PM, 2021.

MAZZONI, M. *Gripe espanhola: a maior pandemia da história*. Magic History, Coleção Eventos Históricos, 2022.

O SÉCULO XX

UJVARI, Stefan Cunha; ADONI, Tarso. *A história do século XX pelas descobertas da medicina*. São Paulo: Contexto, 2014.

A REVOLUÇÃO TECNOLÓGICA

BLISS, Michael. *William Osler: A Life in Medicine*. Oxford: Oxford University Press, 2007.

FARIA, Lina; OLIVEIRA-LIMA, José Antônio de; ALMEIDA-FILHO, Naomar. Medicina baseada em evidências: breve aporte histórico sobre marcos conceituais e objetivos práticos do cuidado. *Hist. Cienc. Saúde*. Manguinhos, v. 28, n. 1, 2021.

MARTIMBIANCO, Ana Luiza Cabrera; RIERA, Rachel; LATORRACA, Carolina. *Saúde baseada em evidências: conceitos, métodos e aplicação prática*. São Paulo: Atheneu, 2022.

RELIGIÃO TECNOCIENTÍFICA

GLEISER, Marcelo. *A ilha do conhecimento: os limites da ciência e a busca por um sentido*. Rio de Janeiro: Record, 2014.

GLEISER, Marcelo. *O caldeirão azul: o universo, o homem e seu espírito*. Rio de Janeiro: Record, 2019.

PASTERNAK, Natalia; ORSI, Carlos. *Que bobagem! Pseudociências e outros absurdos que não merecem ser levados a sério*. São Paulo: Contexto, 2023.

POPPER, Karl. *A lógica da pesquisa científica*. São Paulo: Cultrix, 2013.

SANTOS, André Luiz Ferreira; SERAFIM, Alexandre; CARDOSO, Cesar Augusto. *Medicina e espiritualidade baseada em evidências*. São Paulo: Atheneu, 2021.

WALLACE, B. Allan. *Ciência contemplativa: onde o budismo e a neurociência se encontram*. São Paulo: Cultrix, 2007.

A TRANSFORMAÇÃO DA MEDICINA

FABIANI, Jean-Noel. *A fabulosa história dos hospitais: da idade média aos dias de hoje*. Porto Alegre: L&PM, 2022.

LOWN, Bernard. *A arte perdida de curar*. São Paulo: Peirópolis, 2020.

TECNOLATRIA E HIPOCONDRIA SOCIAL

HARARI, Yuval Noah. *Sapiens: uma breve história da humanidade*. Porto Alegre: L&PM, 2014.

HARARI, Yuval Noah. *Homo Deus*. Rio de Janeiro: Companhia das Letras, 2016.

POSTMAN, Neil. *Technopoly: The Surrender of Culture to Technology*. Vintage, 2011.

SITGES-SERRA, Antonio. *Si puede, no vaya al medico*. Debate, 2020.

EXCESSO DE DIAGNÓSTICOS E SUPERVALORIZAÇÃO DO NADA

AHN, Hyeong S.; WELCH, H. Gilbert. South Korea's Thyroid-Cancer Epidemic – Turning the Tide. *N Engl J Med*, v. 373, n. 24, p. 2389-2390, 2015.

BOBBIO, Marco. *O doente imaginado*. Salvador: Bamboo, 2016.

HAYWARD, Richard. Victims of Modern Imaging Technology. *BMJ*, v. 326, p. 1273, 2003.

WELCH, H. Gilbert. Advances in Diagnostic Imaging and Overestimations of Disease Prevalence and the Benefits of Therapy. *N Engl J Med*, v. 328, n. 17, p. 1237-1243, 1993.

WELCH, H. Gilbert. *Less medicine, more health*. Boston: Beacon Press, 2016.

WELCH, H. Gilbert. *Overdiagnosed: making people sick in the pursuit of health*. Boston: Beacon Press, 2012.

WELCH, H. Gilbert; ALBERTSEN, Peter C. Reconsidering Prostate Cancer Mortality – The Future of PSA Screening. *N Engl J Med*, v. 382, n. 16, p. 1557-1563, 2020.

WELCH, H. Gilbert; DOHERTY, Gerard M. Saving Thyroids – Overtreatment of Small Papillary Cancers. *N Engl J Med*, v. 379, n. 4, p. 310-312, 2018.

WELCH, H. Gilbert; FISHER, Elliott S. Income and Cancer Overdiagnosis – When Too Much Care Is Harmful. *N Engl J Med*, v. 376, n. 2, p. 2208- -2209, 2017.

WELCH, H. Gilbert; PROROK, Philip C.; O'MALLEY, A. James; KRAMER, Barnett S. Breast-Cancer Tumor Size, Overdiagnosis and Mammography Screening Effectiveness. *N Engl J Med*, v. 374, n. 17, p. 1438-1447, 2016.

WELCH, H. Gilbert; ROBERTSON, Douglas J. Colorectal Cancer on the Decline – Why Screening Can't Explain It All. *N Engl J Med*, v. 374, n. 17, p. 1605-1607, 2016.

O DOGMA DO DIAGNÓSTICO PRECOCE

ADAMI, Hans-Olov; KALAGER, Mette; BRETTHAUER, Michael. The Future of Cancer Screening – Guided Without Conflicts of Interest. *JAMA Internal Medicine*, v. 183, n. 10, p. 1047-1048, 2023.

BRETTHAUER, Michael; LØBERG, Magnus; WIESZCZY, Paulina, *et al*. Effect of Colonoscopy Screening on Risks of Colorectal Cancer and Related Death. *N Engl J Med*, v. 387, n. 17, p. 1547-1556, 2022.

BRETTHAUER, Michael; LØBERG, Magnus; WIESZCZY, Paulina, *et al*. Estimated Lifetime Gained with Cancer Screening Tests: A Meta-Analysis of Randomized Clinical Trials. *JAMA Intern Med*, v. 183, n. 11, p. 1196-1203, 2023.

DHRUVA, Sanket S.; SMITH-BINDMAN, Rebecca; REDBERG, Rita F. The Need for Randomized Clinical Trials Demonstrating Reduction in All-Cause Mortality with Blood Tests for Cancer Screening. *JAMA Internal Medicine*, v. 183, n. 10, p. 1051-1053, 2023.

ILIC, Dragani; DJULBEGOVIC, Mia; JUNG, Jae Hung, *et al*. Prostate cancer screening with prostate-specific antigen (PSA) test: a systematic review and meta-analysis. *BMJ*, v. 362, 2018.

LI, Mengmeng; DAL MASO, Luigino; VACCARELLA, Salvatore. Global trends in thyroid cancer incidence and the impact of overdiagnosis. *Lancet Diabetes Endocrinol*, v. 8, n. 6, p. 468-470, 2020.

LIU, Po-Hong; SINGAL, Amit; MURPHY, Caitlin. Colorectal Cancer Screening Receipt Does Not Differ by 10-Year Mortality Risk Among Older Adults. *Am J Gastroenterol*, v. 119, n. 2, p. 353--363, 2023.

MILLER, Anthony B; WALL, Claus; BAINES, Cornelia J, et al. Twenty five year follow-up for breast cancer incidence and mortality of the Canadian National Breast Screening Study: randomised screening trial. *BMJ*, v. 348, 2014.

ROMAN, Benjamin; MORRIS, Luc; DAVIES, Louise. The thyroid cancer epidemic – 2017 perspective. *BMJ*, v. 24, n. 5, p. 332-336, 2018.

SAQUIB, Nazmus; SAQUIB, Juliann; IOANNIDIS, John P. A. Does screening for disease save lives in asymptomatic adults? Systematic review of meta-analyses and randomized trials. *Int J Epidemiol*, v. 44, n. 1, p. 264-277, 2015.

SCUDELLARI, Megan. The science myths that will not die. *Nature*, v. 528, p. 322-325, 2015.

WELCH, H. Gilbert; DEY, Tanujit. Testing Whether Cancer Screening Saves Lives: Implications for Randomized Clinical Trials of Multicancer Screening. *JAMA Intern Med*, v. 183, n. 11, p. 1255--1258, 2023.

A FALÁCIA DOS CHECK-UPS E A CULTURA DO EXCESSO

KHERAD, Omar; CARNEIRO, Antonio Vaz. General health check-ups: To check or not to check? A question of choosing wisely. *Eur J Int Med*, v. 109, p. 1-3, 2023.

KROGSBØLL, Lasse T.; JORGENSEN, Karsten Juhl; GOTZSCHE, Peter C. General health checks in adults for reducing morbidity and mortality from disease. *Cochrane Database Syst Rev*, v. 1, n. 1, 2019.

EPIDEMIA DE IATROGENIAS

HAZAN, Marcelo. *Erro médico e responsabilidade civil*. Conselho Federal de Medicina, 1999. Disponível em: portal.cfm.org.br/artigos/erro-medico-e-responsabilidade-civil/. Acesso em: 20 mar. 2024.

MAKARY, Martin A.; DANIEL, Michael. Medical error: the third leading cause of death in the US. *BMJ*, v. 353, n. i2139, 2016.

MATTSSON, Sören; SÖDERBERG, Marcus. Radiation dose management in CT, SPECT/CT and PET/CT techniques. *Radiat Prot Dosimetry*, v. 147, n. 1-2, p. 13-21, 2011.

SANTOS JUNIOR, Jorge Augusto; SILVA, Mônica; FONSECA, Giuliana. Dose efetiva de radiação nos exames de tomografia computadorizada: um estudo retrospectivo e descritivo. *Diagn. Tratamento*, v. 25, n. 2, 2020.

VIRANI, Salim S. Statins and Primary Atherosclerotic Cardiovascular Disease Prevention – What We Know, Where We Need to Go, and Why Are We Not There Already? *JAMA Network Open*, v. 5, n. 8, e2228538, 2022.

ZHAO, Jinyu; TIAN, Liang; XIA, Bin, *et al*. Cholecystectomy is associated with a higher risk of irritable bowel syndrome in the UK Biobank: a prospective cohort study. *Frontiers in Pharmacology*, v. 14, 2023.

FORMA DE REMUNERAÇÃO

VAN ELTEN, Hilco J; HOWARD, Steven W; DE LOO, Ivo, *et al*. Reflections on managing the performance of Value-Based Healthcare: a scoping review. *Int J Health Policy Manag*, v. 12, n. 7366, 2023.

VAN STAALDUINEN, Dorine J; VAN DEN BEKEROM, Petra; GROENEVELD, Sandra, *et al*. The implementation of Value-Based Healthcare: a scoping review. *BMC Health Serv Res*, v. 22, n. 1, p. 270, 2022.

PREITE SOBRINHO, Wanderley. Planos de saúde podem subir 25% com inflação médica acima da média global. *UOL*, 29 jan. 2024. Disponível em:

https://noticias.uol.com.br/saude/ultimas-noticias/redacao/2024/01/29/planos-de-saude-aumento-empresarial-coletivo-2024.htm. Acessado em 3 jun. 2024.

MERCADO DA SAÚDE

DAVIS, Susan; BABER, Rodney; PANAY, Nicholas, *et al*. Global Consensus Position Statement on the Use of Testosterone Therapy for Women. *J Clin Endocrinol Metab*, v. 104, n. 10, p. 4660-4666, 2019.

MOYNIHAN, Ray; HEATH, Iona; HENRY, David. Selling sickness: the pharmaceutical industry and disease mongering. *BMJ*, v. 324, 2002.

VEGUNTA, Suneela; KLING, Juliana; KAPOOR, Ekta. Androgen Therapy in Women. *J Womens Health*, v. 29, n. 1, p. 57-64, 2020.

INTEGRIDADE DA CIÊNCIA

ANGELL, Marcia. *Drug Companies & Doctors: A Story of Corruption*. The New York Review of Books, 15 jan. 2009. Disponível em: https://www.nybooks.com/articles/2009/01/15/drug-companies-doctorsa-story-of-corruption/. Acesso em: 12 maio 2024.

KASSIRER, Jerome. *On the Take: How Medicine's Complicity with Big Business Can Endanger Your Health*. Oxford: Oxford University Press, 2004.

MÁJOVSKÝ, Martin; ČERNÝ, Martin; KASAL, Matěj, *et al*. Artificial Intelligence Can Generate Fraudulent but Authentic-Looking Scientific Medical Articles: Pandora's Box Has Been Opened. *J Med Internet Res*, v. 25, 2023.

MEHRA, Mandeep R; DESAI, Sapan S.; KUY, Srey-Ram, *et al*. Retraction: Cardiovascular Disease, Drug Therapy, and Mortality in Covid-19. *NEJM*, v. 382, n. 26, p. 2582, 2020.

MEHRA, Mandeep R.; RUSCHITZKA, Frank; PATEL, Amit N. Retraction-Hydroxychloroquine or chloroquine with or without a macrolide for treatment of COVID-19: a multinational registryanalysis. *Lancet*, 2020.

SCHEKMAN, Randy. How journals like Nature, Cell and Science are damaging science. *The Guardian*, 9 dez. 2013. Disponível em: https://www.theguardian.com/commentisfree/2013/dec/09/how-journals-nature-science-cell-damage-science. Acesso em: 12 maio 2024.

SITGES-SERRA, Antonio. La medicina académica amenazada. *Si puede, no vaya al medico*. Debate, 2020.

SKRABANEK, Petr; MCCORMICK, James. *Follies and Fallacies in Medicine*. Tarragon Press, 1989.

SMITH, Richard. *The trouble with Medical Journals.* Boca Raton: CRC Press, 2006.

STEER, Philip. Medical Classics: Follies and Fallacies in Medicine. *BMJ*, v. 336, 2008.

MEDICINA DEFENSIVA

CONSELHO FEDERAL DE MEDICINA. *Novo Código de Ética Médica.* São Paulo: Edipro, 2019.

FORMAÇÃO MÉDICA

DEMOGRAFIA MÉDICA 2023. Disponível em: www.demografia.cfm.org.br. Acesso em: 20 mar. 2024.

E-MEC. Cadastro Nacional de Cursos e Instituições de Educação Superior. Disponível em: https://emec.mec.gov.br/emec/nova. Acesso em: 20 mar. 2024.

GOVERNO FEDERAL. Residência Médica. Disponível em: www.gov.br/mec/pt-br/residencia-medica. Acesso em: 20 mar. 2024.

HCXFMUSP. *Residência médica: 40% das vagas não estão ocupadas no País.* Disponível em: hcxfmusp.org.br/portal/online/residencia-medica/. Acesso em: 20 mar. 2024.

MOVIMENTOS DE RESISTÊNCIA

CHOOSING WISELY BRASIL. Disponível em: www.choosingwisely.com.br. Acesso em: 20 mar. 2024.

CONSUMER REPORTS. Outrageous Health Costs: Fight Back Against Outrageous Health Costs. Disponível em: https://advocacy.consumerreports.org/. Acesso em: 20 mar. 2024.

OUR WORLD IN DATA. Disponível em: http://ourworldindata.org. Acesso em: 20 mar. 2024.

PENSAR MEDICINA. Disponível em: www.pensarmedicina.com. Acesso em: 20 mar. 2024.

SLOW MEDICINE BRASIL. Disponível em: www.slowmedicine.com.br. Acesso em: 20 mar. 2024.

OS IDOSOS E AS SIMPLICIDADES VIRTUOSAS

BUETTNER, Dan. *Zonas Azuis da Felicidade: lições das pessoas mais felizes do planeta*. Sumaré: nVersos, 2019.

[IBGE] INSTITUTO BRASILEIRO DE GEOGRAFIA E ESTATÍSTICA. *Censo 2022*. Disponível em: http://censo2022.ibge.gov.br. Acesso em: 20 mar. 2024.

LIFESPAN RESEARCH. Harvard Study of Adult Development. Disponível em: https://www.lifespanresearch.org/. Acesso em: 20 mar. 2024.

SANTANA, Felipe M.; DOMICIANO, Diogo S.; GONÇALVES, Michel A., et al. Association of Appendicular Lean Mass, and Subcutaneous and Visceral Adipose Tissue with Mortality in Older Brazilians: The São Paulo Ageing & Health Study. *JBMR*, v. 34, n. 7, p. 1264-1274, 2019.

É PROIBIDO MORRER

ALVES, Rubem. *O médico*. Campinas: Papirus, 2002.

CONSELHO FEDERAL DE MEDICINA. *Eutanásia, Distanásia, Ortotanásia, Suicídio Assistido, Testamento Vital*. Disponível em: https://portal.cfm.org.br. Acesso em: 20 mar. 2024.

FINKELSTEIN, Eric A; BHADELIA, Afsan; GOH, Cynthia, et al. Cross Country Comparison of Expert Assessments of the Quality of Death and and Dying 2021. *Journal of Pain and Symptom Management*, v. 63, n. 10128, 2022.

GAWANDE, Atul. *Mortais: nós, a medicina e o que realmente importa no final*. São Paulo: Objetiva, 2015.

MONTAIGNE, Michel de. *Ensaios*. Trad. Sérgio Milliet. São Paulo: Editora 34, 2016.

ROBB, K. Survivorship, palliative care and quality of life. *Eur J Cancer Care*, v. 23, n. 5, p. 583-584, 2014.

ROCQUE, Gabrielle B.; CLEARY, James F. Palliative care reduces morbidity and mortality cancer. *Nat Rev Clin Oncol*, v. 10, n. 2, p. 80-89, 2013.

TOLSTOI, Liev. *A morte de Ivan Ilich*. Jandira: Principis, 2023.

FONTE Kepler Std, Novecento sans
PAPEL Pólen Natural 80 g/m²
IMPRESSÃO Paym

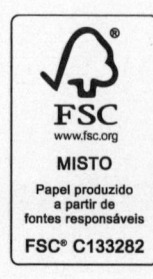